「なんとなく気分がすぐれない」は、

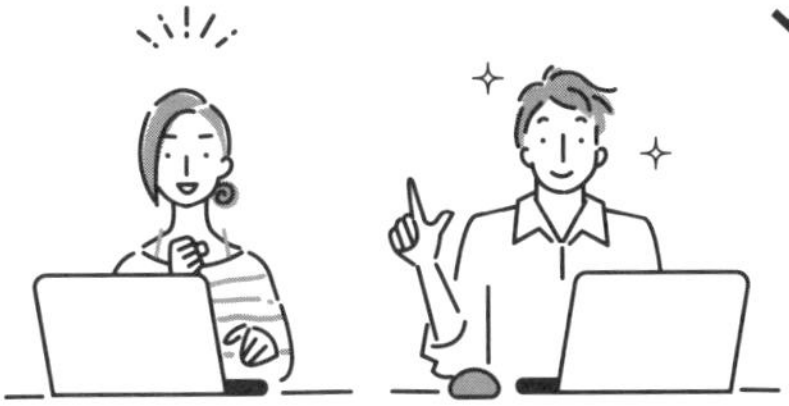

思考解放アドバイザー
池田 由紀
Ikeda Yuki

1分で治る!

原因のわからない無気力感、倦怠感は、
「テレワーク症候群」かも!?

ごま書房新社

まえがき――「なんとなく気分がすぐれない」は、テレワーク症候群です！

「テレワーク症候群」の原因と症状

みなさんは、「テレワーク症候群」って、なんだかわかりますか？

テレワークをするようになってから、「なんとなく気分がすぐれない」「体が重い」「頭が痛い」「食欲がなくなった」「眠れない」などという不調を感じてはいませんか？

じつは、そういった不調が、テレワークから起こる症状です！

２０２０年から、新型コロナウィルス感染拡大の影響を受けて、全国で一気にテレワークという在宅勤務を中心とした新しい働き方を取り入れる企業が増えました。

このような働き方の急激な変化は、日常生活にも大きな変化を余儀なくされ、さらに在宅勤務が長期化することで、これまでにないストレスを生み出しています。

このテレワーク症候群には、様々なことが原因となります。

●コロナの感染拡大などの情報過多

現代の私たちの日常の生活において、新聞やテレビ、インターネット上で新型コロナウィルスの情報は、どこにいても途切れることなく流れています。

このメディアからの新型コロナウィルスの情報過多は、目に見えないウィルスに対する恐怖を感じたり、知らないうちに感染者になっていないだろうか？　といった不安感を増大し、ストレスの原因となります。

●経済状況悪化による失職など生活基盤の喪失の恐れ

企業の業績悪化に伴い、雇用不安が増大しています。

完全失業者の増加、勤め先都合での離職の増加、パートや契約社員らの非正規雇用の減少などの日本経済の悪化の現状が報告されています。

収入の減少や、いつ失職してもおかしくない状況で、生活基盤を喪失することの恐れもまたストレスの原因です。

●自粛やテレワークによる運動量・活動量の減少

自粛により在宅勤務になると、必然的にじっと座ってパソコンと向き合うといったことが多くなり、外に出ることもなく、限られた空間の移動のみとなり、運動量・活動量の減少が起こります。

私たちにとって適度な運動は、ストレス発散となり、心身の健康維持に欠かせません。しかし、この運動量・活動量の減少はストレスの原因となります。

●生活リズムの崩れ

テレワークにより自宅での生活が長時間になったことで、通勤も必要なくなり、起床時間や就寝時間の制約がなくなりました。

そうやって生活リズムが崩れると、不規則な生活習慣に陥りがちとなります。

この生活リズムの崩れは、生体リズムによってコントロールされている睡眠や覚醒が乱され、睡眠不足になったり、夜間眠れず、昼間に眠気がきたりすることもストレスの原因となります。

●一人暮らしのテレワークの孤独、家族と長時間一緒にいることの仕事の妨げ

テレワークは、感染拡大を防ぐためのソーシャルディスタンスの目的でも推奨されています。

オフィスにいれば、職場の上司や同僚との対面での会話や雑談が楽しめていたことが、テレワークでは容易にできなくなりました。

一人暮らしの人の中には、孤独感を感じる人もいて、精神的ストレスとなっています。

一方、家族がある人は、家族が側にいるためにテレワークがスムーズにできなかったり、仕事と家事、子育ての負担がかかり、精神的にも身体的にもストレスとなります。

テレワーク症候群の原因は、前述のようにさまざまで、その反応は「心の反応」「体の反応」として現れます。

●心の反応

不安・イライラ、気分の落ち込み、やる気の消失、無気力、何も楽しめない、学校や仕事に行きたくない、外に出たくない、集中力がない、などです。

●体の反応

体の節々の痛み、頭痛、肩こり、腰痛、腹痛、食欲低下、下痢、便秘、倦怠感、不眠、過眠、眼精疲労、視力の低下、耳鳴り、などです。

テレワーク症候群は、「1分間のセルフケア」で消えていく！

テレワークをしている人が「なんとなく気分がすぐれない」と感じることは、テレワーク症候群の反応です。

いままでお話ししてきた様々な症状を我慢して、そのまま放置するのではなく、本書でご紹介する「1分でできる5つのセルフケア術」を身につけて、毎日、自分でストレスを解消していくことが、これからの未来に健康な状態で生きていくうえでとても重要です。

1分でできる5つのセルフケア術は、「イメージ呼吸法」「笑いの体操」「意識チェンジ法」「セルフケアタッチ入浴法」「思考解放術」です。

これらの方法は、誰にでも簡単にできることなので、ぜひ日常生活に取り入れてみてください。

ウィズコロナ（with corona）からウィズリスク（with risk）の時代となり、テレワークは、これからもますます継続される可能性が高くなるでしょう。
あなたが、テレワーク症候群と向き合い、適切にセルフケアをしていくことで、健康で新しい未来が創造できることを願っています。

2021年10月吉日

池田《いけだ》 由紀《ゆき》

第1章 「テレワーク症候群」は、セルフケアでよくなる！ 自律神経に対する5つのアプローチ

第2章 1分でできる「イメージ呼吸法」
不安や息苦しさ、疲労感を解消する

第3章 1分でできる「笑いの体操」
朝の目覚めの悪さを解消する

第4章 1分でできる「意識チェンジ法」
神経回路を切り替えて、脳疲労を解消する

第5章 1分でできる「セルフケアタッチ入浴法」
自律神経の調整ができ、体と心の緊張が取れ、脳の休息が取れる

第6章 1分でできる「思考解放術」
長年苦しめてきた「思考の癖」を変換する

第7章 ウィズコロナ時代に、前向きに生きるための生活の知恵
まずは、「生活リズム」を整えることが大事

第1章

「テレワーク症候群」は、セルフケアでよくなる！

自律神経に対する5つのアプローチ

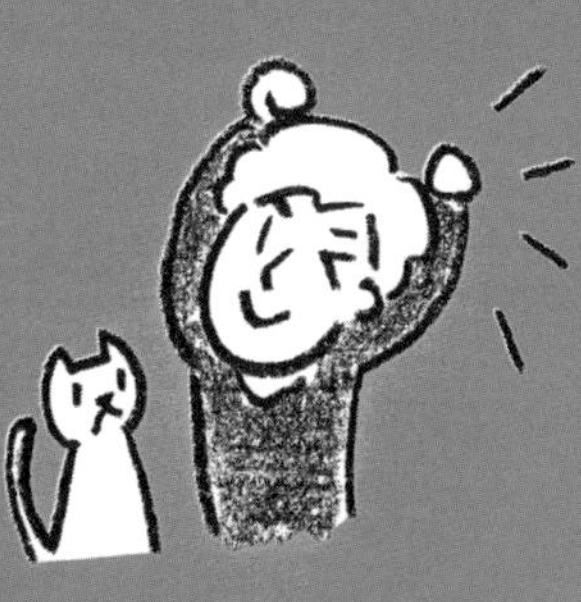

テクノ不安症として注目される「テレワーク症候群」

テレワークは、ICT（情報通信機器）を用いた時間や場所を有効に活用できる柔軟な働き方（総務省テレワーク推進事業による）です。

海外では、1970年代の情報機器の発展に伴い、1980年代から取り入れられていました。

日本でも1980年代になってからパソコンなどのOA機器が急速に普及し始め、職場のみならず家庭においてもOA機器が用いられるようになりました。

現代においては、急速に科学技術（テクノロジー）が進歩しています。

この急速なテクノロジーの進歩は、ICT、OA機器の職場のみならず家庭においても活用され、便利な生活をもたらしました。

一方では、人間の生活の利便性を拡大した反面、弊害も現われました。

その弊害の一つが、人間に身体的・心理的問題をもたらす「テクノストレス」（アメリカの心理学者クレイグ・ブロードが名づけた）です。

「テクノストレス」の心理的症状には、テクノ依存症とテクノ不安症があります。

また、身体的症状として、作業環境や作業姿勢からくる「ＶＤＴ症候群」（コンピュータのディスプレイなど表示機器〈総称してVisual Display Terminal〉を使用した作業を長時間続けたことにより、目や体、心に生じる症状）があります。

このテクノストレスの中でも「テクノ不安症」として、現在注目されているのが「テレワーク症候群」と言われているものです。

「テレワーク症候群」になりやすい人は、「不安脳」の違いだった！

私たちの働き方は、大きく変化してきました。

特にその変化は、テクノロジーの発展であり、機械化、コンピュータの導入など、めざましい進化を告げています。

働く者にとって、今やパソコンができるかできないかは、仕事の効率において大きな差が生まれ、誰もがパソコンを持つ時代になりました。

しかし、パソコンの操作を覚えたと思えば、すぐにシステムはバージョンアップされ、システムエンジニアと言われる専門家でさえ、その変化に追いついていくことは必死だとさえ言われています。

今後もＡＩの発展において、さらに加速的に変化していくことは簡単に予想できることです。

人間は、学習できる生き物ですが、ＡＩの学習能力には到底追いつくことはできず、何年後かには、人間が行なっている仕事の多くが、ＡＩが行なうことになるとも言われています。

そのような加速的、急速的な変化に「テレワーク」という働き方が重なり、心身への影響が大きくなりました

心身への影響が大きくなったにもかかわらず、そのままに放置され、気づいたときには、大病になっていたということにならないように、元気で働けるよう、こうした

症状を防ぐためにも、セルフケア、セルフメンテナンスが大変重要です。

では、「テレワーク症候群」になりやすい人となりにくい人の違いは、一体何なのでしょうか？

それは、じつは「不安脳」の違いだったのです！

私たちは、未知のことや未経験のことに対して、とても不安になります。

では、「不安」とは、一体どういうものなのでしょうか？

私たちは、生活、仕事などの色々な状況や場面で不安に感じることが多くあります。たとえば、大切な商談があり、自分が初めてプレゼンをしなければいけないときや、これから人前で話をしなければいけないときなどの不安です。

これらの不安は、個人によって大きさの違いがあるようです。

さらに、テレワークという働き方が導入され、コンピュータへの急激な適応を余儀なくされた現代の私たちにとって、社会全体が、地球規模で大きく変化しており、環境においてもこれまで体験したことのない、未知への不安も重なっています。

このように「不安」とは、「様々な状況において対処方法が定まらず、自分にとって脅威となることが予測される際に生じる漠然とした不快な情動」と定義されていますが、その大きさには個人によって、状況によって違いがあるのです。

「不安」は、自分の身を守るための重要な生理反応

じつは「不安」は、太古の昔から、人間が他の動物に襲われたとき、命の危険があるので、身を守るために備わっている感情なのです。

未知なるもの、経験したことがないことに対する「不安」の感情が、スイッチとして脳に働き、自分の身を守るための準備として、危険を目前としたときに「闘争」か「逃走」の判断・行動を起こすための生理反応だったのです。

この生理反応は、「自律神経」が大きく関わっています。

私たちの体は、生まれたときから常に体を安定させるために、環境に適応するように調整するシステム「生体恒常性（ホメオスタシス）」を備えています。

体の調整をしてくれているのが、自律神経と内分泌系（ホルモンを分泌する器官）になりますが、そのシステムを司っているのが脳の機能です。

このように私たちの体を安定させ、健康を維持してくれています。

ストレスは、もとは物理学の分野で使われており、よくゴム風船に圧を加えたことによるへこみのような状態で説明されることがあります。

ゴム風船に指で圧を加える力をストレッサーと言い、圧を受けてへこんだ状態をストレス反応と言います。

人間にとって、様々な外部からの負荷や刺激がストレッサー（以下、ストレスと呼びます）となり、そのストレスによって緊張が引き起こされます。

ストレスを受けると影響を受けますが、一時的な性質のものであれば、ストレスが軽減また解決されれば、もとに戻ることができます。

しかし、長期間にわたって繰り返しストレスを受けていたり、複数のストレスが重なっていたり、命が脅かされるような過度のストレスを受けたとき、自律神経が不調をきたし、心身に様々な影響が出てきます

自律神経は、私たちが意図的にコントロールすることはできません。自動的にさまざまな内臓器官に関わり、体を正常に保つための重要な役割を担っています。

この自律神経は、「交感神経」と「副交感神経」の2つがバランスをとりながら働いているとされていました。

しかし近年は、生物の進化の過程で、備わってきたとされる「交感神経」「背側迷走神経複合体」「腹側迷走神経複合体」の3つが複雑に自律神経の働きをしているという「ポリ・ヴェーガル理論」が提唱されています。

私たちが、主に活動するときに働き、危機に直面したときは「闘争」か「逃走」の選択をする「交感神経」と、消化・吸収、呼吸などをコントロールし、危機状況のと

きは「凍りつき」という選択をする「背側迷走神経複合体」と、人と人との交流に欠かせずに働く「腹側迷走神経複合体」が主な働きになります。

最近の研究においては、脳科学分野の発展もあり、ストレスは脳の前頭前野という場所に影響を及ぼし、脳に変化を起こすことがわかってきました。

ストレスは、脳の中央部にある扁桃体を刺激し、ストレス反応を起こす引き金となります。

このストレス反応によって、副腎皮質ホルモンが分泌され、心拍数の増加や、血圧の上昇、血が固まりやすくなります。

さらに慢性的に継続するストレス反応は、ある日突然、脳梗塞や心筋梗塞を発症するなどのキラーストレスとなるのです。

また、不安や恐怖の感情は心の疲労度を増し、免疫機能にも影響します。

そして、ストレスは、自律神経が乱れる主たる原因となります。

自律神経は、私たちの体の機能、循環器や消化器、呼吸器などの内臓の働きを調整するために無意識に自動で働いてくれます。

この自律神経が乱れると私たちの体は、免疫力の低下を起こし、様々な不調が現われます。


私たち人間は、生きて生活している限り、常に何らかのストレスを受けています。

2020年までも、多重ストレス社会と呼ばれていたように、ストレスの多い社会の中で生活していたのです。

2020年以降、世界中の人々が、今までに経験したことがない新型コロナウィルス感染拡大という命が脅威にさらされるという大きなストレスに見舞われました。

そして、今まで当たり前にしていた生活に急激な大きな変化をもたらしました。


このストレスが長期化、慢性化し、または頻繁に繰り返えされると、ストレスへの対処や適応が困難となり、心身に大きな影響を与えます。

やっかいなことに、精神的な問題は、無自覚な状態が続くため、早期に対処することが難しいのです。

症状を放置すると、日常生活や社会生活に大きな支障が出る

今後日本では、ますますＩＴ化が推し進められるでしょう。

そして、テレワークもより推進されることでしょう。

テレワークという働き方は、以前より推奨されていましたが、新型コロナ感染拡大を機に、必要性に迫られて短期間に一気に進められました。

そのために、テレワークをするための作業環境など事前準備も十分でなく、「ＶＤＴ障害」を予防するための教育やサポート体制も十分ないままに、テレワークとなった人が多いのではないでしょうか？

テレワークのメリットはもちろんありますが、人との対面での交流が減少し、コミュニケーション不足や気軽な相談ができないといった、社会行動の制限がテレワーク症候群に拍車をかけることになります。

テレワーク症候群を感じている人が、ストレスを軽減、解消に向けて何の対処もせ

ずに放置すれば、自律神経の不調から心身に多大な影響を及ぼします。

テレワーク症候群の初期から出現する症状としては、

・目が疲れやすい
・肩がこりやすい
・腰が重い
・朝の目覚めがすっきりしない
・頭が重い
・手足が冷える

などがあります。

個人差はありますが、これらの症状は、テレワークでパソコンやスマートフォンなどの画面を長時間見ることで、視神経を通して、脳の中枢を刺激し、脳疲労を起こし、

テレワーク症候群初期に表れる６つの症状

パソコンやスマートフォンなどの画面を長時間見ることで脳疲労を起こし、自律神経が乱れて起こる

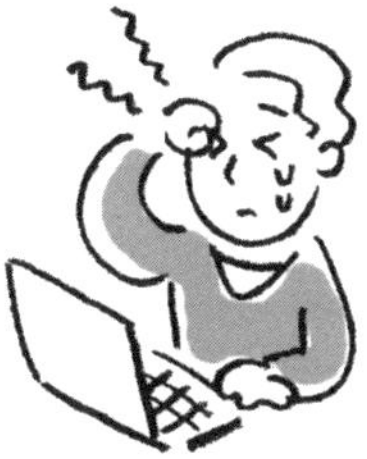

目が疲れやすい

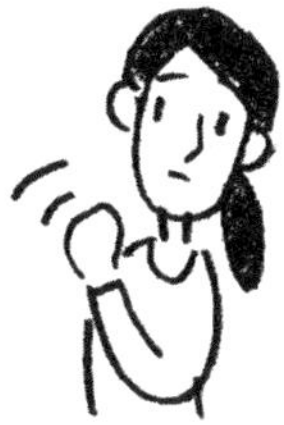

肩がこりやすい

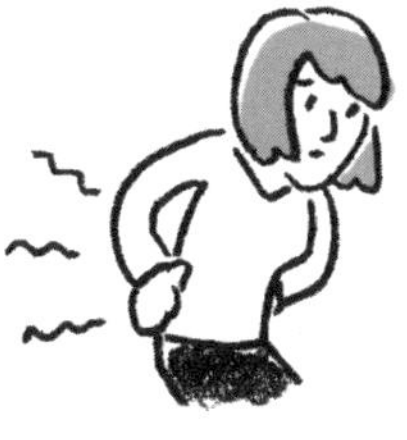

腰が重い

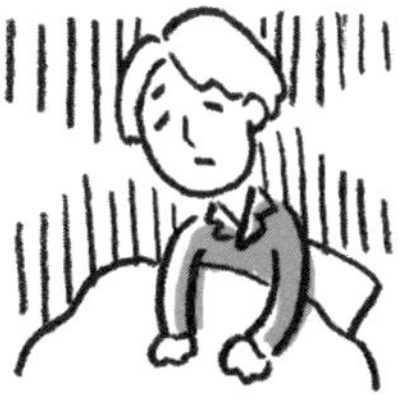

朝の目覚めが
すっきりしない

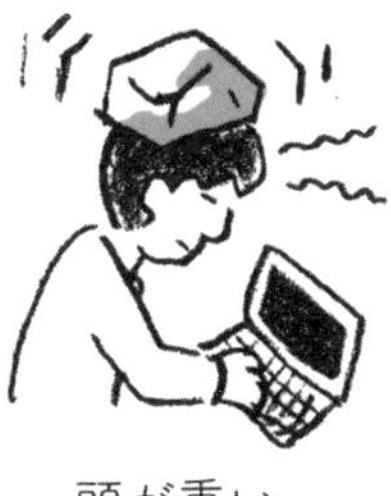

頭が重い

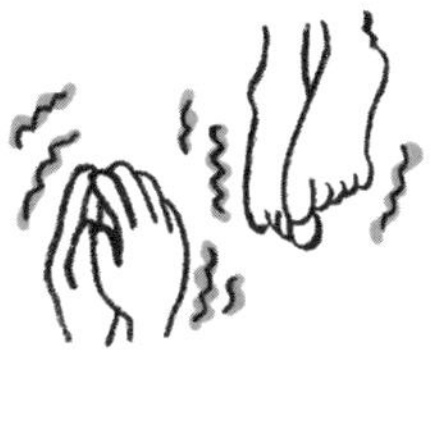

手足が冷える

自律神経を乱します。

このテレワーク症候群の初期の症状をそのまま放置すると、ストレス状態が持続し、それが慢性ストレス状態となり、日常生活や社会生活に多大な影響を及ぼすことになるのです。

そして、次のような症状が現れます。

- なかなか疲れがとれず、今までできていた家事や仕事ができなくなる
- 睡眠障害が起こる
- 興味関心がなくなり、何事も集中できなくなる
- ミスを繰り返してしまう
- 朝起きづらくなり、生活リズムが不規則になる
- 悲しみや苦しみが深くなる
- 視力や聴力に影響が出る

以上のような症状が更に深刻になると心身の健康が維持できなくなり、様々な問題を起こしてくるので、早期に対処することが重要になってきます。

「正しい姿勢」が、テレワーク症候群を予防する

あなたは、自宅でどのような姿勢でパソコンを使った作業をしているでしょうか？職場の環境とは違い、自宅の環境が、テレワークをするのに適した環境とはならない場合も多いのではないでしょうか。

たとえば、リビングルームでのソファとローテーブル、またはダイニングテーブルと椅子でテレワークをするなど、パソコンを使って仕事をするには、姿勢が悪くなり、猫背の姿勢だったり、肩や腕、腰への負担をかけてしまいます。

人間は、もともと、生物発生学的にも魚から陸に上がって、四つ足の動物から、二足歩行するようになって、かなり首や肩にかかる負担が大きくなりました。

さらに、二足歩行での活動が本来の人間の動きであるのに、長時間座った姿勢でいることは、かなり身体に負担をかけているということに気づいてください。

パソコンでの作業時に「正しい姿勢」については、厚生労働省の「情報機器作業における労働衛生管理のためのガイドライン」に出されています。

仕事の環境が、職場と違い自宅になったことで、これまで以上に環境を自分で整え、「正しい姿勢」でテレワークを実施していくことが、テレワーク症候群を予防していくことにもなります。

今一つ、ご自身のテレワーク時の作業環境を見直してみませんか？

・まず、椅子に深く腰かけて、背もたれに背を十分当て、足裏全体が床に接した姿勢にする。
・椅子と大腿部膝側背面との間に、手指が入るゆとりをつくる。
・ディスプレイは、約40センチの距離を取り、少し水平より下に設置する。
・肘は90度の角度を保って作業する。

パソコンでの作業時の「正しい姿勢」

正しい姿勢でテレワークを行うことで、身体への負担はかなり軽減する

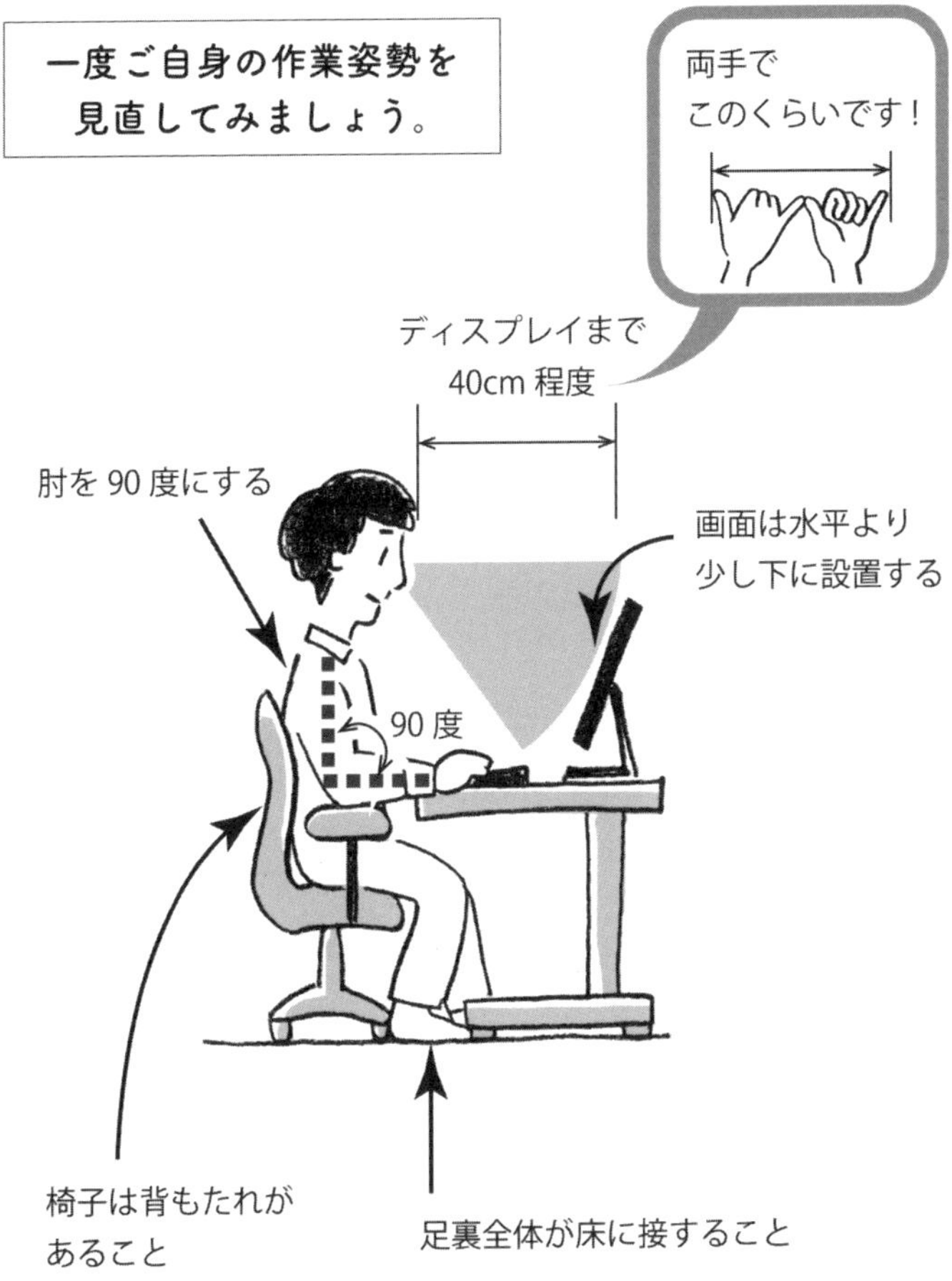
一度ご自身の作業姿勢を
見直してみましょう。
両手で
このくらいです！
ディスプレイまで
40cm 程度
肘を 90 度にする
画面は水平より
少し下に設置する
90 度
椅子は背もたれが
あること
足裏全体が床に接すること

このように作業姿勢をチェックし、正しい姿勢でテレワークを行うことで、身体への負担はかなり軽減することでしょう。

1分でできる「5つのセルフケア術」

「なんとなく」不調を感じたら、早めにセルフケアをすることをお勧めします。慢性ストレスとなり症状が深刻化すればするほど、健康な心身の回復に時間がかかります。

この本を読んでくださっている方には、早期のセルフケアで、ストレスに対処し、心身の健康を維持した生活を送っていただけることを願っております。

テレワーク症候群へのセルフケアのポイントは、自律神経に対するアプローチをすることです。

もちろん、現在何らかの症状がある方は、その症状に対するケアを優先してください。

これからお伝えするのは、1分でできるセルフケアです。

テレワークでの休憩時間や、気がついたときに、ぜひ頻回に取り入れていただくとよい「イメージ呼吸法」「笑いの体操」、行き詰ったときや気持ちを切り替えたいときに行っていただくとよい「意識チェンジ法」、毎日の生活習慣に取り入れていただきたい「セルフケアタッチ入浴法」「思考解放術」の「5つのセルフケア」です。

【休憩時間や気がついたとき】

●イメージ呼吸法

テレワーク中は、30分に1回は取り入れるとよいセルフケアになります。

テレワーク中は、胸式《きょうしき》呼吸で呼吸が浅くなるため、体への酸素の取り込みが少なくなります。

深呼吸だけでもよいのですが、イメージ呼吸法をすると効果がアップします。

●笑いの体操

テレワーク中は、パソコンに向かって長時間にわたり同じ姿勢を取り続けることになりがちです。

同じ姿勢を取り続けることで、筋肉の緊張、交感神経優位の状態が続きます。

ストレッチでもよいのですが、顔面の筋肉も含めた全身の筋肉も使った笑いの体操がお勧めです。

【行き詰まったときや気持ちを切り替えたいとき】

●意識チェンジ法

仕事をする中で、誰もが行き詰まることやアイデアが出てこなくて困ることがあると思います。また、今のネガティブな気持ちを切り替えたいときなど、自分の手の平を使って簡単に切り替えることができます。

【毎日の生活習慣として】

●セルフケアタッチ入浴法

毎日、入浴はすると思いますが、ストレスは「緊張」をもたらすので、「緩和」をする必要があります。

シャワーだけで入浴をすますのではなく、浴槽につかり、セルフケアタッチを実施する方法です。

●思考解放術

５つ目のセルフケアは、ご自身の思考を解放する方法になります。

テレワーク症候群の初期の症状として、「眼の疲れ」があり、脳の疲労も起こしています。

脳の疲れを取るには、脳にも休息が必要です。

この本を読んでくださっている方には、早期のセルフケアでストレスに対処し、心身の健康を維持した生活を送っていただけることを願っております。

それではさっそく「５つのセルフケア」の具体的な方法をお教えしましょう！

第2章

1分でできる「イメージ呼吸法」

不安や息苦しさ、疲労感を解消する

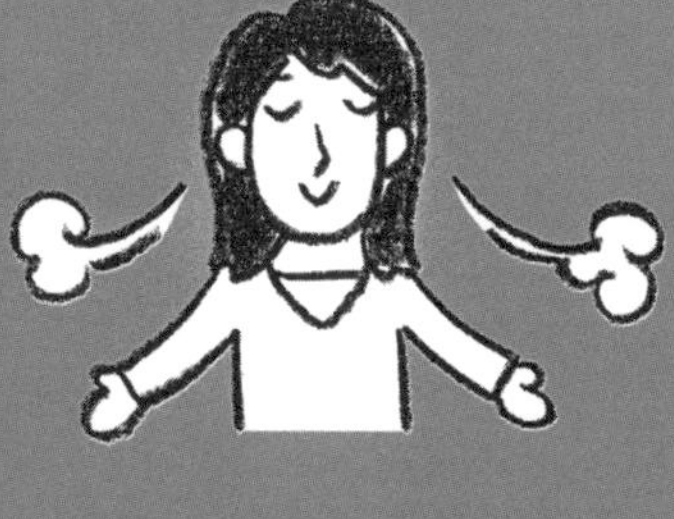

不安で息苦しさを感じる人は、「イメージ呼吸法」が効果的！

テレワークを行っているときは、私たちは、かなりのそのタスクに集中しているこ
とが多いのではないでしょうか？

しかし、オフィスワークと違って、誰かに容易に相談をする、周囲の状況に合わせた対処をするといったことがなかなか難しいでしょう。

そのために、自分で判断し、対処していくことになりますが、時間制約やノルマや規定などのために、休憩時間も取らずに集中してしまいがちです。

仕事に長時間集中できることは、人間の素晴らしい能力でもありますが、楽しいことであったとしても、心身にとっては負荷がかかることとなります。

ストレスや不安を抱えながらの生活において、ときに「息苦しさを感じる」ことがあります。

１つには、テレワークでの集中作業のときは、何もしていないときよりも、呼吸はかなり浅くなっているため、酸素の取り入れが減少していると考えられます。

生理学的に私たちの呼吸は、肺の能力によって個人差があります。

肺は、スポンジのように肺胞（ガス交換をする）という小さな袋で満ちている臓器で、肺の能力は20歳〜25歳がピークで、その後は加齢と共に能力は減少します。

肺の能力は、息を吸う能力と息を吐く能力、酸素を取り込んで二酸化炭素を吐き出す能力の３つがあります。

胸の空気をすべて吐ききっても肺がぺちゃんこにならないのは、肺胞の中に空気が残っているからで、これを残気量と言います。

私たち大人の平均の肺活量は３・５Ｌとされ、安静時の１回の呼吸で０・５Ｌの空気を換気しますが、２・５Ｌは肺に残ったままになります。

このように肺の残気量は、ガス交換されないままの空気が残りますが、テレワークで集中して仕事をしているときは、呼吸は浅くなるため、１回の換気量がさらに減少し残気量が増えることになります。

2つ目は、集中して仕事するということは、自律神経で言うと交感神経が優位になっている状態で、「緊張が継続」しています。

テレワークでの1日の仕事が終了したとき、ぐったりとした疲労感が残ります。

こういったことを毎日継続することで、心身の疲労が蓄積され、慢性のストレス状態へと移行していきます。

ストレスをなくすことはできませんが、その負荷を早めに軽減しておくことが、翌日に持ち越さないコツになります。

そこで、こうした心身の疲労感を解消するのにお勧めなのが、「イメージ呼吸法」です。

自分でコントロールできる呼吸だからこそ、意識しよう

私たち人間の身体の臓器や器官（心臓、肝臓、腎臓など）は、それぞれの仕事を人間の意思に関係なく、恒常性を維持するために自動で働いてくれています。

その中で唯一、「呼吸だけは、人間の意思でコントロールできる」のです。

たとえば、「ゆっくり呼吸しよう」「速く呼吸しよう」と思えば、その通りに呼吸することができます。

呼吸に意識を持っていくことで、呼吸をゆっくり深く実施することができます。


呼吸は、自律神経と深く関わっています。

呼吸において、息を吸うことは交感神経を優位にし、息を吐くことは副交感神経（腹側迷走神経）が優位となります。

呼吸は、この交感神経と副交感神経を調整した行いなのです。


無意識に行っている呼吸は、心臓（循環器系）とも深く関連します。

階段を速く駆け上がったり、100メートルを全速力で走ったりする身体活動では、酸素消費量が増大するので、心拍数を挙げて、酸素の取り込みを多くするために呼吸が速くなります。

また、心理的に怒りの感情が激しく表出されたり、何かに興奮したときも呼吸が速くなります。

そして、不安や緊張に急激に襲われたとき、パニック発作を起こし、「息ができない」「息が詰まる」「息が吸えない」といった身体感覚となります。


呼吸方法には、様々な方法があります。

呼吸は、心穏やかに安静にしているときは、大人では、1分間に16回〜20回の呼吸回数が平均と言われています。

まず、自分の心穏やかな安静時の1分間の呼吸回数を測ってみましょう。

いかがでしたか？　自分で呼吸回数を計測するだけでも呼吸を意識することになるので、無意識の呼吸回数よりは回数が増加、または減少しているかも知れません。

個人差はありますので、基本は、まず自分の安静時呼吸の回数を目安にします。


次に、呼吸をするとき、胸が上下に動いていましたか、それとも腹部が動いていましたか。

呼吸の方法もその人の生活習慣によって違いがありますが、胸だけが動いている人は「胸式呼吸」、お腹が主に膨らんだりへこんだりする人は「腹式呼吸（横隔膜呼吸とも言います）」になっている人です。


これで、自分の1分間の呼吸回数、呼吸の仕方がわかりましたね。

では、次に意識して、呼吸方法を変えてみましょう。

まずは、呼吸の方法ですが、胸式呼吸の方法をとっている方は、腹式呼吸にすることを意識しましょう。

腹式呼吸だと、より多くの空気を取り入れることができます。

これは、胸式呼吸では、横隔膜があまり動かず、腹式呼吸をすることによって、横隔膜が動き、肺胞の容量をより大きくすることができるのです。


さらに呼吸の「リズム」を意識します。

ふつうは、無意識での「息を吸う、吐く」の時間は、一対一で同じだと思います。

そこで、吐く時間を吸う時間の二倍にすること、つまり、息を吸ったら、いったん息を止めてから、ゆっくり長く息を吐くことを意識しましょう。

「息を吸う、息を吐くを一対二の比率にする」ことで、副交感神経を優位にしていきます。

息を止めるのは、体内の二酸化炭素濃度を調整するために行います。

最初は、息を吸うを「1」カウントとすると、息を止める「1」、息を吐く「1・2」の順でリズムを取り、徐々に、息を吸う「1・2」、息を止める「1・2」、息を吐く「1・2・3・4」というように呼吸回数も減らしていきます。

最終的には、息を吸う「1・2・3・4」、息を止める「1・2・3・4」、息を吐く「1・2・3・4・5・6・7・8」という、ゆっくり深く呼吸することができるようになります。

ただし、息苦しく感じるのであれば逆効果になりますから、息苦しくなく、楽にゆったり、ゆっくり呼吸することに意識を向けていきます。

呼吸に「イメージ」をつけると改善効果が倍増する

テレワーク中の姿勢にもよりますが、椅子に座って仕事をしている多くの人は、腹部は圧迫されているため、胸式呼吸になりやすくなります。

また、仕事に集中していることによって、無意識に呼吸回数も減少し、かつ呼吸が浅くなります。

そのため、呼吸をゆったり、ゆっくりした深い呼吸（腹式呼吸）を意識するだけでもよいのですが、ゆったり、ゆっくりした深い呼吸に「イメージ」をつけることで、不安・抑うつが軽減し、肯定的気分が強まることがわかっています。

「イメージ」をつけるとなぜ不安・抑うつが軽減し、肯定的気分が強まるのでしょうか？

それは、脳に関連しているからです。

実際には運動しないが、脳内で「イメージトレーニング」をした場合も、実際に運動してトレーニングするのと同等の効果が得られます。

このように目を閉じて頭の中で何かを思い浮かべたり、抽象的な思考を行うときの「イメージ」も、実際に見る視覚の場合と同じような脳の仕組みを使って実現されます。

そして、効果に影響を与えることとして重要なのは、「イメージの内容」です。

イメージとは、心の中に思い浮かべることができる像、風景、場面です。

この「心の中に思い浮かべる像」が、個人によって差があることがその効果に違いが起こります。

その場合、「イメージがより鮮明で、高い精度であることが、症状の改善効果が高い」と言われています（やり方は、後ほど詳しくご説明します）。

イメージが上手くできないという人もいますが、誰でも、経験したことがあればイメージすることができるのです。

イメージが上手くできない人は、練習することで上手くなることができるのでご安心ください。

「1分間イメージ呼吸法」の方法

それでは、イメージ呼吸法の具体的な方法をお教えしましょう。

呼吸法は、ゆったり、ゆっくりした深い呼吸ができると効果的です。

実施する場所は、どこでも可能ですが、仕事中は、長時間椅子に座り続けているので、身体への負担は大きいため、身体が硬くなるので、イメージ呼吸法は、特にデスクでパソコンを使っているときに、30分に1回は、実施されるとよいでしょう。

【実施時間・回数】

テレワーク中は、30分に1回、1分間実施する。

【手順】

① 姿勢を楽にします。

② 可能であるなら、目を軽く閉じます。

③　何も考えず、まず2～3回呼吸を繰り返します。このとき、鼻から息を吸って、口から吐き出す方法を実施します。

④　次に、気持ちよく息ができそうな場所を思い浮かべます。

（海でも山でも、野原でも部屋の中でもどこでもかまいません。実際にある場所でも、以前行ったことがある場所、想像上の場所でも大丈夫です）

⑤　どこか浮かんできたら、今その場所にいるつもりになって、気持ちのいい空気を体いっぱい吸うように、ゆったりした呼吸をします。2～3秒息を止めます。

⑥　吐く息とともに不要なもの、ネガティブな思いも一緒に出ていくイメージをします。

⑦　④～⑥を1分間繰り返し実施します。

⑧　1分が経過したら（タイマーをかけるといいですね）、ゆっくり目を開けて、自分の感覚（すっきりした、爽やかになったなど）を確認して終了です。

この呼吸は簡単で、しかもいつでもできます。

ポイントは、意識をして「イメージ呼吸法」を実施することが重要です。

毎日のテレワークにぜひ取り入れてください。

1分間イメージ呼吸法

デスクでパソコンを使っているときに、30分に1回は実施する

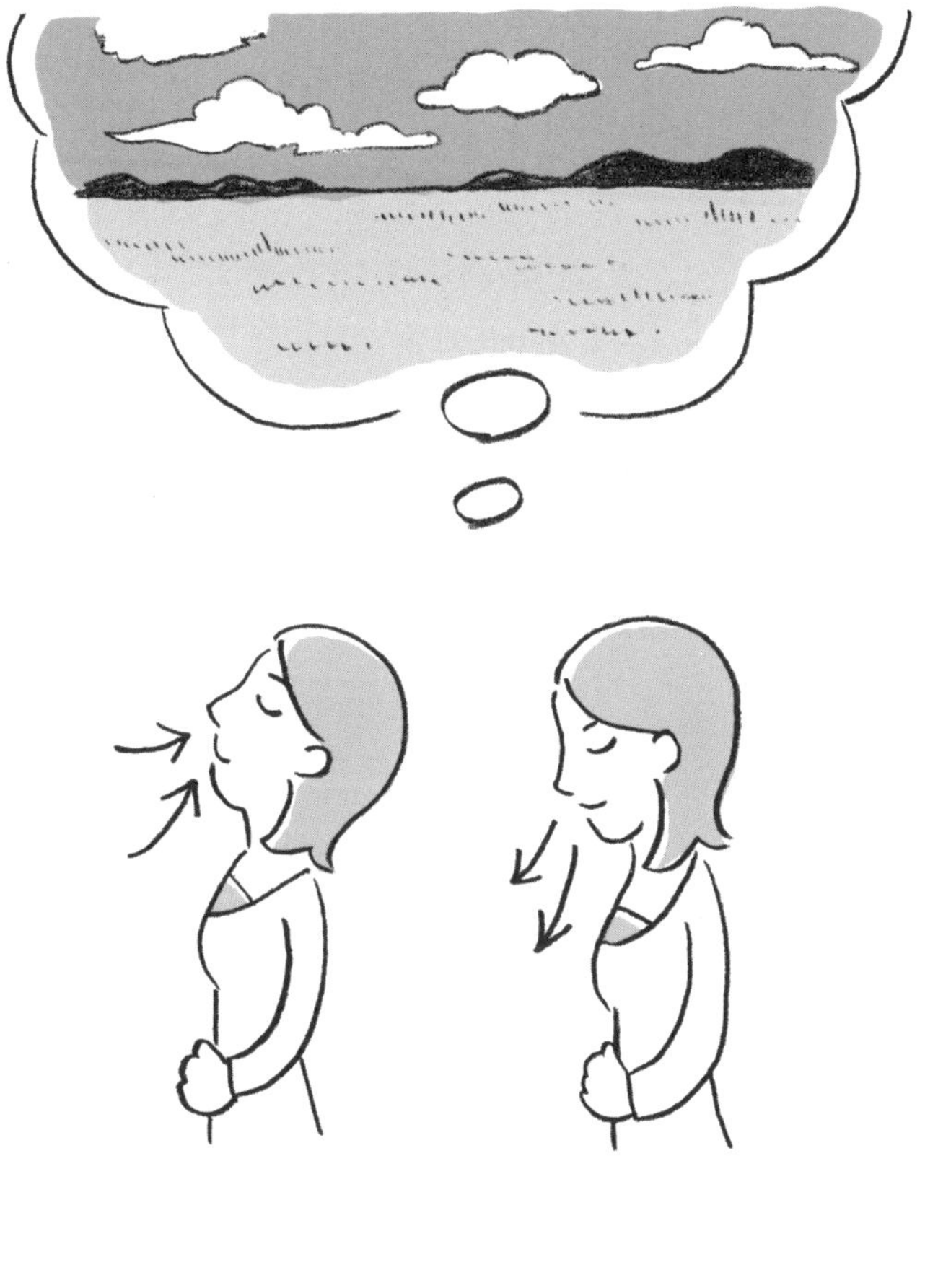

Column

「イメージ呼吸法」による様々な効果

イメージ呼吸法は、テレワーク症候群に対してセルフケアとして有効な方法の一つです。

また、それ以外にいくつか利点があります。

❶マスクが外せない生活になっているので、浅い呼吸になっています。日常生活の中で、気がついたときにはイメージ呼吸法を取り入れましょう。

❷ストレス性の「高血圧症」で血圧が上昇したときや、白衣高血圧の方にも、一時的に血圧を下げるのに有効です。

❸緊張性の「便秘」の方にも有効です。日常生活の中で、休憩したとき、気がついたときに実施しましょう。便秘解消に有効です。

❹手足が冷えたとき、「暖かい新鮮なエネルギーに満ちた空気をいっぱい吸い込み、体中に行き渡る」イメージをしながら呼吸法を実践しましょう。すると手足がぽかぽかしてきます。

それ以外にも、イメージ呼吸法は、他のリラクセーション法（漸進的筋弛緩法《ぜんしんてききんしかんほう》など）と併用して用いることで、よりその効果を発揮します。

第 3 章

1分でできる「笑いの体操」

朝の目覚めの悪さを解消する

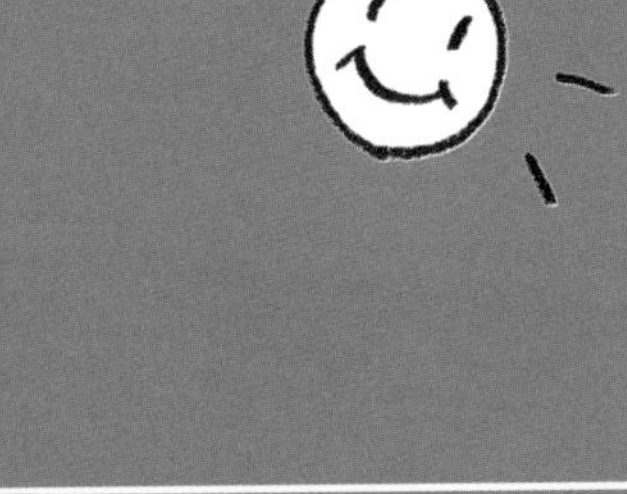

毎朝1分「笑いの体操」で、1日が激変する！

テレワーク中において、朝は何時に起床していますか？

起床直後の目覚めの気分は、爽やかですっきりしていますか？

起床直後の気分が、どんよりしていたり、なかなか目覚めることができなかったり、目覚まし時計で慌てて起きたりしているときは、体にとってはあまりよい状態とは言えません。

睡眠負債（慢性的な睡眠不足の状態が続き、心身に悪影響を及ぼすおそれのある状態）の状態が続いていたり、体内リズム（サーカディアンリズム）が不調であったりと、様々な原因が考えられます。

この不調をそのまま放置し、継続してしまうことで様々な問題が起こってくることは、先にお話ししましたね。

不調を放置しない、よい体調を維持するための対処、セルフケアの一つに「笑いの体操」があります。

毎朝の1分の「笑いの体操」で、1日が激変します。

いきなりですが、あなたは、どれくらい笑っていますか?

ここ最近は、笑っていない、不安や暗いニュースばかりで、笑えることはまったくない、この状況で「笑う」なんて気分じゃないなど、「笑う」ということを忘れていませんか?

小さい頃や若い頃、箸が転がっても笑う、意識しなくても毎日笑っていたこと、誰もがあったと思います。

いつの間にか、大人になり、社会人になり、家庭を持つようになると同時に、社会の情勢とともに笑わなくなっていないでしょうか。

テレワークという自宅で一人での仕事の形態は、確かに一面では感染予防としてのソーシャルディスタンスには有効です。

でも、社会との接点である、対面での上司とのやりとりや、同僚との雑談や冗談など、直接的コミュニケーションが取りずらいといったマイナス面があり、一緒に笑い合えることが難しいと言えます。

それにもまして、研究結果では、年齢が上がるにつれて「笑い」がどんどん少なくなってきているそうです。

「笑うこと」については、近年、健康によいという多くの研究報告がなされています。遺伝子研究の第一人者である村上和雄先生は、「笑うことで遺伝子のスイッチがオンになる」という実験結果を発表され注目を浴びました。

遺伝子にはスイッチがあり、ほとんどの遺伝子はスイッチが切れている状態ですが、「笑う」ことでスイッチが入り、免疫機能を調整する指令を出してくれるというものです。

また、精神神経免疫学からも、笑いと免疫能を確かめる研究が数多く研究され、「笑いが免疫能を活性化する」ことが確認されています。

テレワーク症候群は、免疫能に影響することが周知の事実であり、免疫系の組織は、自律神経による調整を受けていることからも、「笑い」の効果は重要となります。

さらに、多くの研究者が、「笑う」ことの他の効果として、「精神・心理的効果、心臓・血管への効果、呼吸器への効果、代謝性の効果、産科的効果」など、さまざまな効果を実証しています。

しかし、日常生活の中、何もないところで笑うことはまずありません。

何か出来事があって、刺激があって、「面白い！」「おかしい！」と思うことで笑いが発生します。

これを受動的笑いと言いますが、寄席に行ったり、落語を聞いたり、漫才を観たり、友人や会社の同僚が冗談を言ったりして、笑うことが受動的笑いになります。

受動的笑いは、継続性がないこと、刺激がないと笑えないこと、「面白い！」「おかしい！」といった気分や感情にならないと笑えないのが一般的です。

しかし、「笑いの体操」は、受動的笑いとはまったく逆で、感情を使って笑う必要がなく、冗談やユーモアを使う事もなく、道具も用いません。

笑うという動作を体操としてするので、「面白くなくても、ハハハと声を発する呼吸法」という能動的笑いになります。

在宅勤務でテレワーク症候群がある中、毎朝、起床時に1分間、「笑いの体操」をするだけで、すっきり、ポジティブな気分で1日を始めることができるので、その日の仕事の能率もアップすることは間違いありません。

笑いの体操は、「動作と笑いの呼吸」の組み合わせ

「笑いの体操」（以下、「笑いヨガ」と言います）は、1995年にインドの医師、マダン・カタリア氏によって創案されたもので、「笑うという動作をする体操と笑いの呼吸法（ヨガの呼吸法）を組み合わせたもの」です。

笑うとき、私たちは息を吐きます。

「ハハハ」と連続して息を短く吐く腹式呼吸の一つで、1回の出入りする空気の量は、胸式呼吸で500CC、腹式呼吸で2000CCにもなります。

声を出して笑うことで、体内の二酸化炭素が排出され、新鮮な酸素が体内に入ります。

朝は、特に寝ている間の浅い呼吸で胸式呼吸になっているため、二酸化炭素が蓄積

されたままになっています。

朝の笑いヨガは、新鮮な酸素を体内に取り入れるうえでも重要です。

また、息を吐くことは、副交感神経を優位にしてくれます。

さらに笑いの呼吸と共に、体を動かす（笑いの体操）ことで、軽い運動も同時にすることになるので、朝の体の硬さを取り、筋肉の目覚めも起こしてくれます。

このように朝に行なうことが、その日のスタートをよいものとしてくれます。

笑いヨガは、笑うという動作をする体操と笑いの呼吸「ハハハ」を組合わせたもので、感情を使って笑う必要がなく、冗談やユーモアや何か道具を使って笑う必要もありません。

笑うという動作を体操とするので、面白くなくても「ハハハ」と笑いの呼吸法を動作につけるだけなので、超簡単なのです。

椅子に座ってでも、ベッドに寝ていても、運動能力や経験に関係なく、誰でも簡単に笑いヨガを行なうことができます。

笑いヨガは一人でもできますが、家族や友人と、またはグループで行なうことで、さらに笑いヨガの楽しさが倍増します。

笑いヨガには、次の基本的なステップが4つあります（日本笑いヨガ協会）。

〈ステップ1　手拍子とかけ声〉

手拍子をしながらリズムをつけて、「ホッホ、ハハハ」とかけ声を出します。

声を出すことでウオーミングアップをはかります。

〈ステップ2　笑いの深呼吸〉

意識的に息をしっかり吐き出し、しっかり新鮮な空気を取り込みます。

若干（3秒ほど）息を止めてから、「ハハハ」と笑いの声を出して吐き出します。

〈ステップ3　子どもに帰るおまじない〉

子どもの無邪気さを取り戻すことを思い出すキーワード「いいぞ、いいぞ、イエー」や「やった、やった、イエー」などを手拍子とともに表現します。

〈ステップ4　笑いの体操〉

笑いの声を出しながら、いろいろな動作を行ないます。

動作は、「挨拶」「踊り」「イメージ」などを活用しながら、ストレッチなども組み合わせて、動作に合わせながら「ハハハ」と声を出しながら笑うことをします。

笑いヨガは、文字通り「笑う」ことを体操として行ないます。

体操と聞くと朝の体操の定番の「ラジオ体操」ですね。

「ラジオ体操」と同じように毎朝実践していく習慣をつけ、ぜひ継続していってください。

「作り笑顔」をすることで、やる気が出る！

さて、私たちの表情を作る顔の筋肉は、どれくらい種類があるかご存じでしょうか。

一人ひとりの顔の表情は、なんと！　30種類以上の筋肉の相互作用から成り立っています。

細やかな表情を、いく種類もの筋肉が動くことで作り出されるのです。

その主な筋肉には、前頭筋、眼輪筋、頬筋、口輪筋、オトガイ筋（頤筋《いきん》）などがあります。

筋肉は、普段の生活の中では30％ぐらいしか使っていないようです。

私たちは、何かに集中してるとき、もちろんテレワーク中もですが、無表情です。

特に在宅勤務になると、他者と会う機会も少なく、笑顔で過ごすことはほとんどありませんね。

外出する場合も、マスク生活ですから、顔の筋肉を使わなくなってきています。

そうなんです、私たちは、**「顔の筋肉を意識することはほとんどない」**のです。

顔の筋肉を動かさなかったらどういうことが起きるかといえば、顔の筋肉の衰えの結果である、**「しわやたるみ」**にもなっていくものです。

「笑顔」の表情もまた、顔の筋肉から作り出されます。

私たちは、「うれしいことがあったとき」「楽しいことをしているとき」「喜びにあふれたとき」「愛おしいものを見たとき、触れたとき」などなど、五感に刺激を受けて自然に笑顔になることがあると思います。

しかし、残念なことに自粛生活を続け、人とリアルに触れ合うことが少ないテレワーク中に、自然に笑顔になることはまずありません。

あなたは、ご自宅にいて、どんなときに笑顔になっているでしょうか？

笑顔になっているかどうかなんて、考えたことも感じたこともないかもしれません。

でもちょっと、笑顔を意識してほしいのです。

私たちの表情を作ってくれている顔の筋肉は、使わなくなると硬くなり衰えてきます。

無表情のまま過ごしていたり、怒りの表情のまま過ごしていないでしょうか？

なぜ、笑顔の表情を意識する必要があるかは、ほかの体の筋肉と同じということもありますが、もっと重要なことがあります。

顔の表情は、私たちの感情と深く関わっています。

最近の研究において、「作り笑顔」でも、脳への刺激は本物笑顔と同じとなり、その効果も同じ効果が得られることがわかっています。

両方の口角《こうかく》を上げ、目尻にしわを作ることで、脳が前向きな状態に変化し、やる気も出やすくなることが判明しています。

笑いの体操を実施するときは、ぜひ面白くなくても「作り笑顔」で、実施していただくと、より心理的にも身体的にもよい効果につながります。

「1分間笑いの体操」3つの方法

「笑いの体操」の具体的方法として、〈笑いの深呼吸〉〈肩回し笑い〉〈無限大笑い〉の3つの体操をご紹介します。

この3つの笑いの体操の中から、1つだけ実施してもいいし、続けて3つ実施してもかまいません。

〈笑いの深呼吸〉

【実施時間】

朝、起床後、すぐに実施するのをお勧めします。

【手順】

①両方の口角を上げて笑顔を作り、立って行なう場合は、足を肩幅に広げ、ゆっくりと前屈と同時に腹式呼吸法で、1回しっかり息を吐き切ります。両手はだらりと垂らします。

②体を起こしてくるときに、鼻から息をゆっくり吸い、両手をゆっくり高く上げて（天井に両手をつくぐらいのイメージで）しっかり息を吸ったら、「止めて、止めて、止めて」と頭の中で唱え、3秒間息を止めます。

③3秒後、両手を振り下ろすと同時に前屈し、息を一気に吐くときに「八、八、八、八、八……」と笑いの声を出しながら息を吐き切ります。

④①〜③の動作を1分間行ないます。

〈肩回し笑い〉

［実施時間］

朝、またはテレワーク中に、休憩時間に実施するとよいでしょう。

［手順］

①両方の口角を上げて、笑顔を作ります。姿勢は、座っていても、立っていてもどちらでもいいでしょう。

②両手の先を両肩につけて、笑い声を出しながら、両肘を3回上げ下げします。このとき、身体前面の胸郭と背面の肩甲骨《けんこうこつ》が動いていることを意識します。

③さらに、手の先を肩につけたまま、両肩を内回し3回、外回し3回、笑い声を出しながら動かします。

④②③を繰り返し1分間行ないます。

〈無限大笑い〉

［実施時間］

テレワーク中、実施するのをお勧めします。特に仕事中の姿勢が、猫背になりやすい人や肩こり、背中のこり、首筋の張り感がある人にはお勧めします。

［手順］

① 両方の口角を上げて笑顔を作り、足を肩幅に広げて立ちます。
② 両手をお腹の前で軽く組み合わせ、引き合うことができるようにします。
③ 笑い声を出しながら、両手を引き合いながら、肘で「無限大の図形」を描くように肩も回しながら大きく腕をゆっくり動かします。このとき、胸郭、肩甲骨、背部の筋肉が同時に動いていることを意識しましょう。
④ ②③を1分間行ないます。

1分間笑いの体操は、「笑顔」で実施することが重要です。

1分間笑いの体操

3つの笑いの体操の中から、1つだけ実施してもいいし、続けて3つ実施してもいい

<笑いの深呼吸>

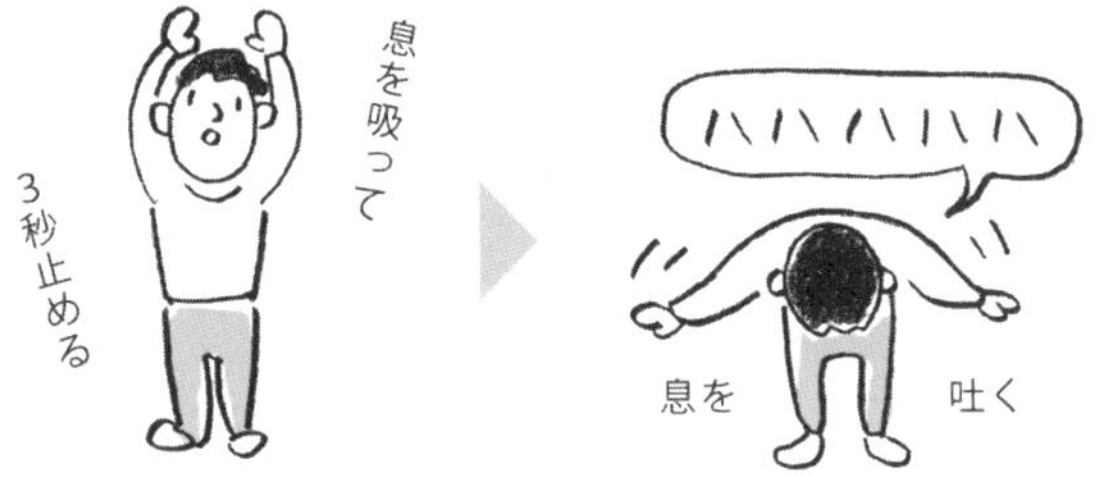

息を吸って
3秒止める
ハハハハハハ
息を
吐く

<肩回し笑い>

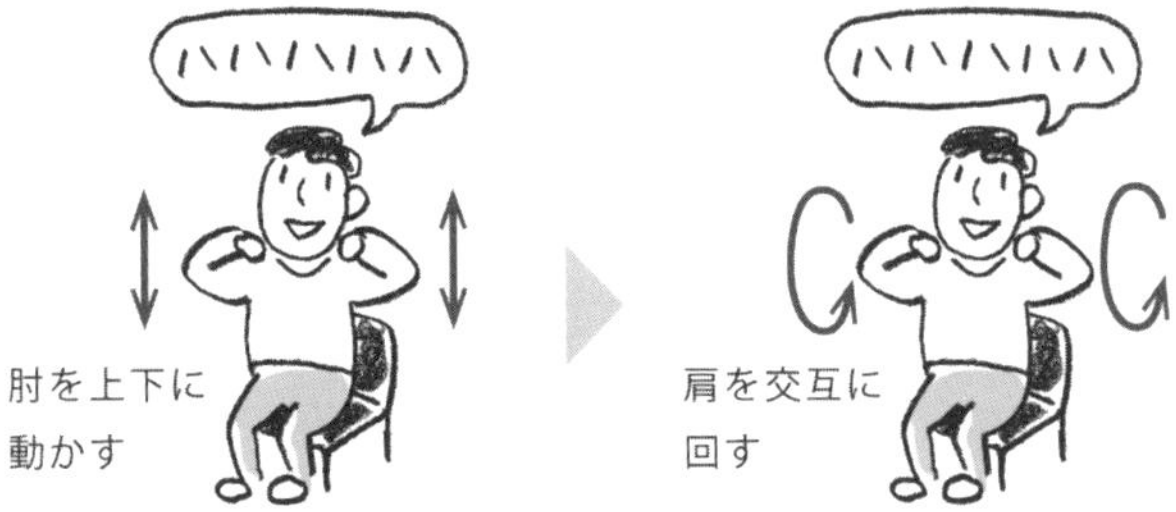

<無限大笑い>

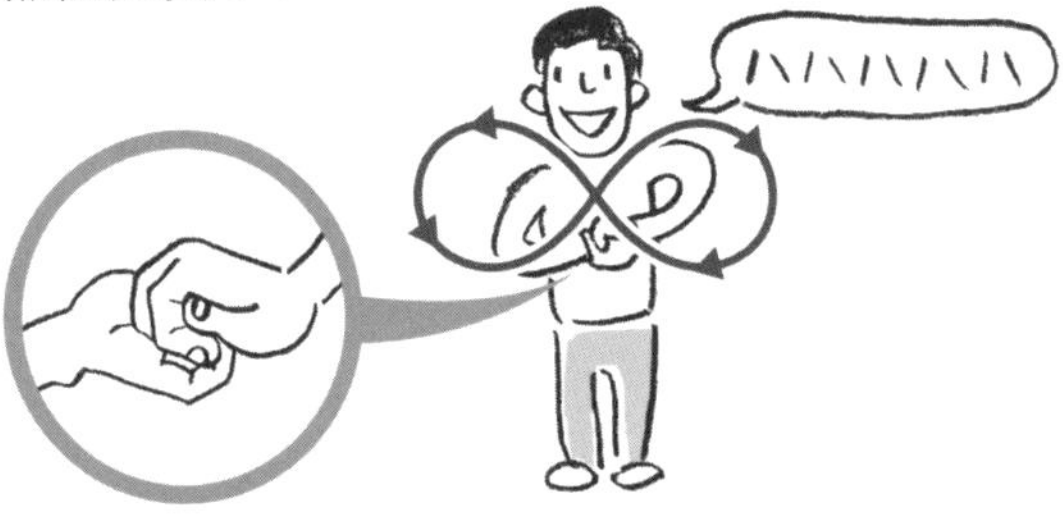

そして、簡単で、しかもいつでもできます。

ポイントは、3つとも「ハハハハ」や「ホホホホ」など笑いの声を出しながら動作をすることで、よりたくさんの「酸素」が取り込まれやすくなります。

脳は、笑顔による顔面筋肉の刺激で、「楽しい」と錯覚してくれます。

笑いの体操後の仕事は、効率、能率ともに上昇することでしょう。

Column

「笑いヨガ」による様々な効果

「笑いヨガ」は、それ以外にいくつかの効果があります。

❶マスクが外せない生活になっているので、顔面の筋肉が硬くなっています。
長期間におよぶマスク生活なので、顔面の筋肉を動かさないことにより、顔面の筋肉量や血液循環が低下、しわやたるみが増えたり、お肌のハリやツヤがなくなったり、細やかな表情がしにくくなります。

「作り笑顔」での笑いヨガは、顔面の筋肉を鍛えることで、**「しわやたるみ予防」「美肌効果」**にもなります。

❷笑いヨガでの「作り笑い」でも、笑うことで脳の血流量が増えることで、**「認知症の予防」「記憶量がアップする効果」**が報告されています。

❸笑いヨガを実践することで、血管内皮細胞に影響を与え、血圧の正常化がはかられることが報告され、**「高血圧の正常化・予防」**にも効果があります。

第4章

1分でできる「意識チェンジ法」

神経回路を切り替えて、脳疲労を解消する

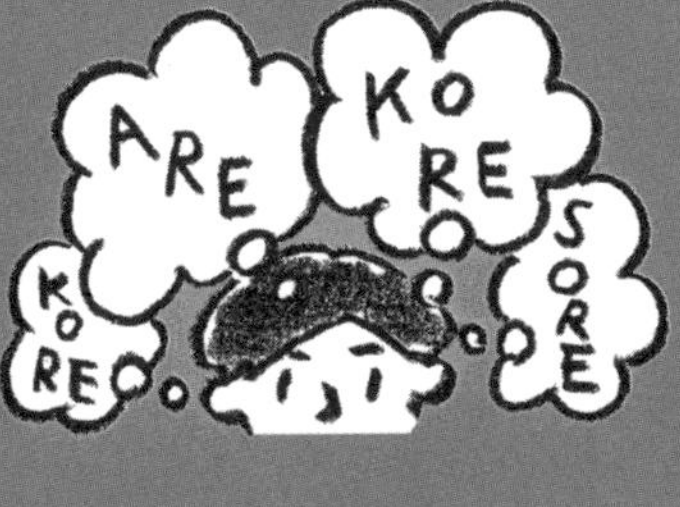

テレワークでは、勤務時間と私生活の区切りが難しい

会社の規模や勤務している職場の状況にもよりますが、テレワークにおいても、かなり厳しく始業時刻と終業時刻が決められているところもあるようです。

しかし、決められた時間内に課せられた業務も様々であり、会社の職場環境とは違った、自宅という私生活の場でもあるからこそ、自宅でのテレワークと私生活の区切りが難しい部分があります。

また、自宅では、他者とのコミュニケーションが疎遠となることで、一人で解決をはからないといけない、ノルマ達成するまで仕事をするため長時間労働になってしまう、など、「自分自身で仕事と体調のコントロールをはかる」ことがとても重要になってきたのです。

職場であれば、当日実施しなければならない仕事が達成されなければ、残業という形を取りますが、2019年に厚生労働省が発表した「働き方改革」における3つの

課題の1つに「長時間労働の解消」があげられ、法改正による時間外労働の上限規制の導入がなされました。

では、テレワークではどうでしょうか？

勤務形態の「見なし労働時間」と「実労働時間」によって違いは出てくるとは思いますが、**自主的な労働時間の管理がかなり必要となります。**

仕事のやり方も時間の采配も、すべて自分のコントロール下におけることは、テレワークのメリットでもあり、デメリットでもあるわけです。

テレワークに集中できる環境でしょうか？

休憩も効率よく取れているでしょうか？

私たちは、ロボットではありませんから、仕事で行き詰ることもあると思います。

また、その環境によっては、どうしても家族との関わりの中で仕事に集中できないこともあるかもしれません。

また、一人であるために、寝食を忘れて、仕事をしてしまうこともあるでしょう。

このようなとき、あなたはどのように対処されているでしょうか？

その状況の中で、悪戦苦闘されているならば、今回ぜひお勧めするのが、簡単に素早くできる「意識チェンジ法」です。

意識チェンジ法は「自覚・イメージ・呼吸」が重要

「意識を変える」とは、「今の仕事が行き詰って、サクサク仕事ができない」という意識を、異なった状態・状況に変えるということです。

または、「仕事に集中できない」「思考が中断・停止してしまう」という状況を、いったんリセットするということになります。

「意識チェンジ法」は、誰でも簡単に、いつでも何処でもすぐに実施できます。

「意識チェンジ法」は、数多くの方法がありますが、今回は、いつでも何処でも簡単にできる方法をお伝えします。

多くの方は、じつは、無意識に意識をチェンジする方策を取っています。

たとえば、休憩時にコーヒーやお茶を飲むことや、トイレ休憩をすること、仕事場とは別場所に行って、たばこを一服吸うなどの行動を取ることです。

本稿の第2章で述べている「イメージ呼吸法」や、第3章での「笑いの体操」もその行動を実施している段階で、意識をチェンジしているのです。

このように、意識チェンジすることを無意識にやっているので、その状況を一時的には異なった状況、または、いったんリセットした状況になりますが、すぐに元の状況に戻ってしまうのです。

そこで大切なのは、「意識チェンジ法は、しっかり意識して行なうことが重要」です。

では、意識するとはどういうことかというと、「気づく」「自覚する」ということになります。

「今の状況を変える」という「自覚」をすることで、すでにその信号が脳に伝達され、さらに「イメージ」をすることで、より脳神経への伝達を確かなものにしてくれます。

そのときの「呼吸」は、自律神経経路へのアクセスを促すもので、この意識チェンジ法の重要な役割となります。

意識チェンジ法は、脳疲労を解消する神経回路を切り替える

私たちが、何かに行き詰まったりする状況のときは、その打開策を検討するために、脳細胞はかなり集中的に活発に使用され、その結果、「脳疲労」が起こることになります。

脳疲労は「自動思考」と言って、私たちの意識とは関係なく、絶えず脳細胞が働いているため、無意識に過去のネガティブな出来事や、未来への不安などを想起しています。

そのために、私たちはいつの間にか、「今ここ」にいることができず、注意が散漫になったり、仕事に集中できず行き詰まりを感じたり、アイデアが出ずに悩んだりす

るのです。

そのような状況を長く続ければ続けるほど、ストレス強度も上がり、悪循環に陥ります。


そのループを切り替えるのが、神経回路を切り替える「意識チェンジ法」です。

神経回路を切り替える場所は、私たちの「手のひら」です。


私たちの手は、とてもたくさんの神経や血管が走っています。

手は、巧妙・緻密な作業もしてくれますし、パソコンのタイピングや文字を書くこともしてくれます。

手は、脳からの指令をダイレクトに受け取り、また手からの刺激を脳はダイレクトに受け取ることができる神経回路が直結しています。

そのため、手を使った神経回路の切り替えが、素早く行なうことができるのです。

ストレスを極力減らし、かつストレス強度を上げないためにも、ぜひ意識チェンジ法を活用してください。

それでは、意識チェンジ法の具体的な方法をお伝えします。

「1分間意識チェンジ法」の方法

意識チェンジ法は、ゆったり、ゆっくりした深い呼吸ができると効果的です。
実施する場所は、どこでも可能ですが、意識チェンジ法は、テレワークをしている場所で大丈夫です。

［実施する状況］
仕事に行き詰ったとき、仕事に集中できないとき、今の意識と異なった状態に変えたいとき。

［手順］
① 座位の姿勢で、半眼（軽く半分だけ目を閉じる）で、「今から意識をチェンジする」と心の中で唱える、または声に出して言います。

1分間意識チェンジ法

手を使った神経回路の切り替えで、ストレスを極力減らし、ストレス強度を下げることができる

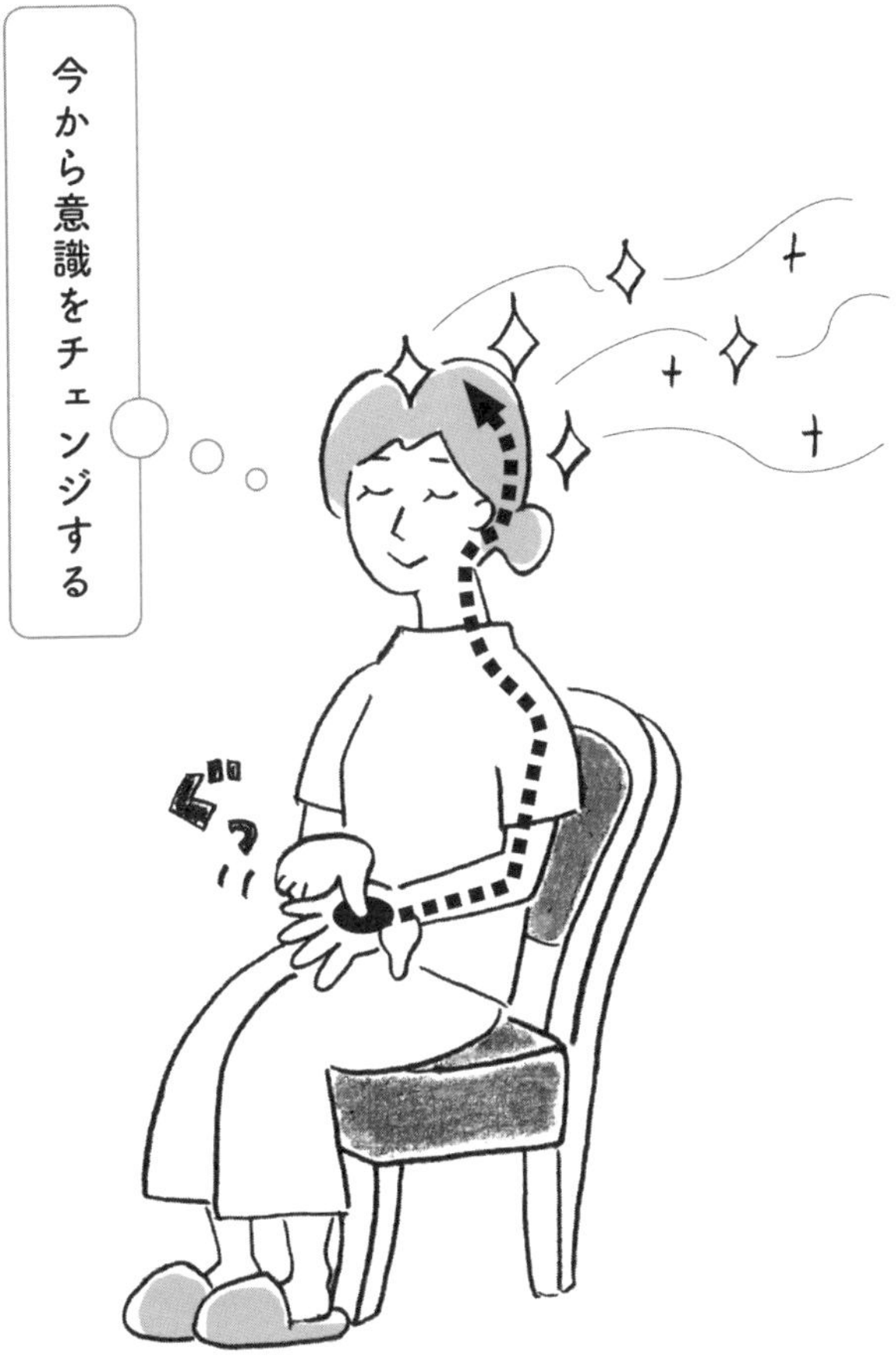

②　自分の左の手の平の中央に、ボタンがついているとイメージします。

③　そのボタンは、自分の脳に直結しているコードがついているとイメージします。

④　右手の親指を左の手の平中央のボタンに軽く当てます。

⑤　④のまま深呼吸を2回して、3回目の深呼吸で息を吸って吐くときに、右手の親指でしっかりイメージしたボタンを1回押します。

⑥　ボタンを押すことで、脳に瞬時に電気が流れ、脳の意識が完全に切り替わったイメージをします。これで、意識チェンジが完了となります。

本当かな？　と思われた方は、ぜひ一度今の意識を変えたいとき実施してみてください。

しっかり意識すればするほど、完全に意識が切り替わります。

Column

「意識チェンジ法」による様々な効果

意識チェンジ法は、テレワークで仕事が行き詰ったとき、仕事に集中できないときなど、意識を変えたいときのセルフケアとして有効な方法の1つです。

それ以外にいくつか利点があります。

❶イライラしたとき、その気分をすぐに切り替えたいとき、意識チェンジ法を使うとイライラの興奮が抑えられます。

❷事故や災害など非常に緊張する事態が発生したとき、その状況に遭遇したとき、私たちは強度のストレスで動けなくなることがあります。
そのようなときこそ、意識チェンジ法を使うと、すぐに平静を取り戻し、冷静な判断ができるようになります。

❸何かの場面で、頭が真っ白になったとき、意識チェンジ法を使うと平常に戻ることができます。手足がぽかぽかしてきます。

第 5 章

1分でできる「セルフケアタッチ入浴法」

自律神経の調整ができ、
体と心の緊張が取れ、脳の休息が取れる

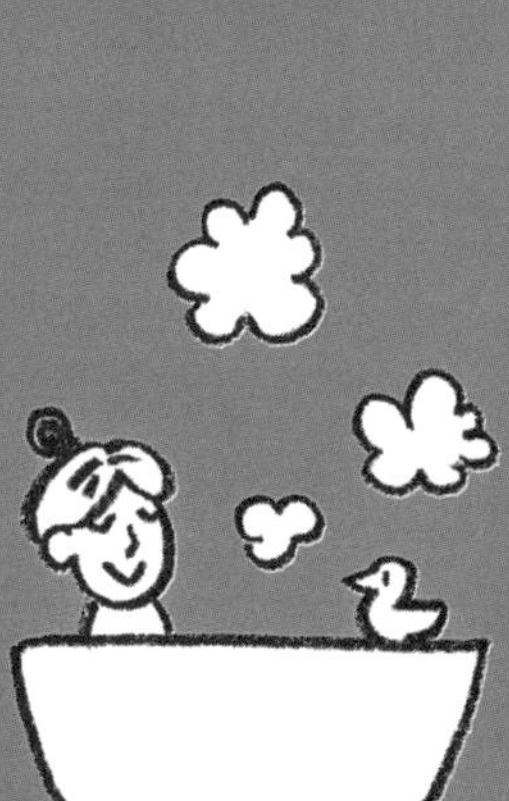

体のメンテナンスを後回しにしていないか

テレワークだけで継続して仕事をしている方、テレワークと出社というハブリッド法で仕事をしている方など、その仕事形態はじつに多種多様となってきました。

職種や居住区の状況にも左右されるとは思います。

実際にこの本を手に取り、読んでいる読者の方は、テレワークに何らかの関係がある方々だと思います。

テレワークの頻度やその仕事内容に関わらず、私たちは今後もパソコンやオンライン会議などＩＴとの関係はなくならないばかりか、その重要度はさらに増していくことでしょう。

テレワークの利点はいろいろありますが、その利点を生かすための土台となるのは「人間の健康」という原則には変わりありません。

人間の健康とは、ただ、病気ではないことだけでなく、「身体的・精神的・霊的・社会的に完全な動的状態である」とＷＨＯが定義しているように、動的状態がとても重要です。

健康を損ねてしまえば当然、生活や仕事に支障をきたします。

健康を損ねる前に、ご自身を健康な状態に維持していくことが大切なことは、誰もが望んでいることで、現に実践している方も多いことでしょう。

現代人は、以前とは比べものにならないくらい、目に見えること、目に見えないことも含めた何重ものストレスを受けて暮らしています。

たとえば、環境の変化、気候変動、社会の仕組みの変化、家族関係の変化、人々の価値観の変化などであり、そのスピードもどんどん速まっています。

そのような状況の中で、私たちはつい目の前のこと、今日の仕事のこと、達成しなければいけないノルマ、問題対処などに追われていないでしょうか？

そうした状況では、自分の体のことは、つい後回しとなってしまいます。

あなたは、トラブルが発生した、自分のミスで契約ができなかった、達成すべき事柄が期限内に間に合わず、他部署に迷惑をかけたなどなど、順調にいかないことが多くあるとき、「自分を責めてしまう人」ではありませんか？

そして、物事に取り組む姿勢が、真面目で一生懸命で、頑張っている人ではありませんか？

それは素晴らしいことであり、仕事もバリバリこなしているでしょう。

仕事が第一優先になって、自分の体のことは二の次だとしたら、ご自身の体に目を向けて、体の声に耳を傾け、メンテナンスする時期にきています。

年に一度の会社の定期健康診断を受けていますか？

それとは別に、定期的に身体を診る機会を持っていますか？

定期的に診ていくことも重要ですが、私がお勧めしたいのは、毎日ご自身の体を見直していただきたいのです。

その一番よい時間が入浴時間であり、「セルフケアタッチ入浴法」なのです。

「湯船につかる入浴」が、心と体の健康を増進する

私たちの生活習慣の一つとして、「入浴」があります。

このお風呂に入るという習慣は、最近の調査によると、「シャワーで体を洗うだけ」という人が多いという報告があります。

あなたは、毎日シャワーだけですか、それとも湯船につかっていますか？

体を洗うのにシャワーを使う人は多いと思いますが、湯船にはつからない人がいます。

その理由としては、「体を洗う、体を清潔にする、汗を流すことが入浴の目的」となっているため、シャワーを使うだけで充分目的が達成されているからです。

さらに、湯船を洗うことや湯船にお湯を入れることが面倒、お水がもったいない、多忙で入浴に時間がないなどの理由もあります。

でも、シャワーだけでは、とてももったいないことがあります。

シャワーだけでは得られない入浴の効果があるからです。

シャワーだけでなく湯船につかる入浴には、①温熱 ②水圧 ③浮力 ④粘性 ⑤清浄の「5つの作用」があることがわかっています。


ここでは、温熱作用についてお話しします。

入浴の温熱作用は、湯船につかることで、身体の血管を拡張させ血液循環をよくし、筋肉の緊張を緩和し、体の芯まで暖めてくれることです。

シャワーだけの入浴は、体の表面温度は上がりますが、部分的にシャワーが当たるだけになるので、体の芯までは温まりません。

シャワーだけの入浴の方は、ぜひ湯船につかり、筋肉の緊張をゆるめましょう。


テレワークで、通勤をしなくてもよくなりましたが、その分、私たちの「運動不足」は顕著になりました。

テレワークでパソコンの前に長時間座っていることが多ければ多いほど、筋肉は緊張し、血液循環は滞ります。

意識して運動を取り入れない限り、運動不足状態は継続し、その結果、さまざまな問題を引き起こします。

だからこそ、湯船につかる入浴をお勧めします。

さらに**「入浴の頻度」も体に影響があること**がわかってきました。

高齢者を対象にした大規模調査でわかったことは、**「入浴の頻度が週7回以上の高齢者は、週2回以下しか入浴しない高齢者に比べて、要介護認定リスクが3割も低い」**ことが明らかになったのです。

このように「毎日の入浴」が、いかに健康によいことかわかると思います。

さらにテレワークによる運動不足は、「すごく疲れているのになかなか寝つけない」「気持ちがはりつめて、翌日まで疲れが残っている」といった睡眠への影響や、**心の緊張も起こします。**

このことは、自律神経がアンバランスとなり、体や心にも影響を及ぼしている証拠です。

そこでお勧めしたいのは、「毎日40度のお湯の湯船に10分つかる」こと。

そして、その内の「1分間、自分の体にセルフケアタッチをし、感謝する」ことです。

たったそれだけのことを毎日続けることで、自律神経の調整ができ、体と心の緊張が取れ、特に脳の休息が取れるようになるのです。

入浴でのセロトニン分泌で、精神が安定し安心感がもたらされる

シャワーだけでなく、湯船につかる入浴の温熱作用は、わかっていただけたでしょうか。

心身の緊張が取れ、リラックス効果が発揮できる入浴は、さらに「セロトニン」という脳内で分泌される神経伝達物質も増やしてくれます。

セロトニンは、別名「幸せホルモン」とも言われ、必須アミノトリプトファンから作られます。

セロトニンの役割として、「ノルアドレナリン」や「ドーパミン」といった神経伝

達物質の分泌量を調整しており、「精神を安定」させてくれます。

しかし、長時間パソコンでの作業や日光に当たらなかったり、様々なストレスや疲労によって、セロトニンが不足していきます。

セロトニンはためておくことができないので、毎日セロトニンを増やすことが必要です。

セロトニンが不足すると、慢性的なストレスや疲労、意欲の低下、不眠、イライラ感の出現などの症状が現われてきます。

セロトニンが増える方法としては、日光を浴びる、タンパク質が豊富な食材を摂る、散歩などのリズミカルな運動をする、マッサージやエステ、友人との会話などがありますが、リラックス効果のある湯船での入浴もその1つになるのです。

湯船での入浴時に「セルフケアタッチ」をすることで、皮膚への直接的刺激もあり、かつ自分の体への感謝を持つことで、さらに緊張が緩和され、リラックス効果が増大します。

「1分間セルフケアタッチ入浴法」の方法

それでは、セルフケアタッチ入浴法の具体的な方法をお伝えしましょう。

［実施時間］

夜、就寝1時間前

［手順］

〈準備〉

① 入浴前にコップ1杯分のお水を飲んでおく。

② 浴槽に40度のお湯をためる。

③ 冬季は、浴室および前室（更衣する部屋）を事前に暖めておく。

〈入浴〉

① 湯船につかる前に、体を洗い、洗髪を済ませておく。または、一度、湯船に短い時間つかった後に、体を洗ってもよい（自分のやり方でＯＫ）。

② 手足にお湯をかけてから湯船に入り、ゆっくり徐々に肩まで湯船につかる。

③ 湯船につかった状態で、手を「腕、肩、胸、お腹、腰、お尻、脚、足指」と順番に置き、筋肉の硬さや皮膚の色などをしっかり観察する。もう片方の手でも行う。

④ 同時に、自分の身体の「それぞれの部分」を触りながら、今日１日働いてくれたことへの「感謝の言葉」をかける。

⑤ ③④を1分間行います。

⑥ このとき、湯船につかっている時間は最長10分とする（10分が経過する前に額や鼻の頭に汗が噴き出てきたら、湯船を出るタイミング）。

〈入浴後〉

① 入浴後は、タオルで体を押さえるようにして水分を拭き取る。

② 入浴後、なるべく早く、コップ１杯のお水を飲む（脱水予防）。

1分間セルフケアタッチ入浴法

毎晩、就寝1時間前に実施することが、よい睡眠につながっていく

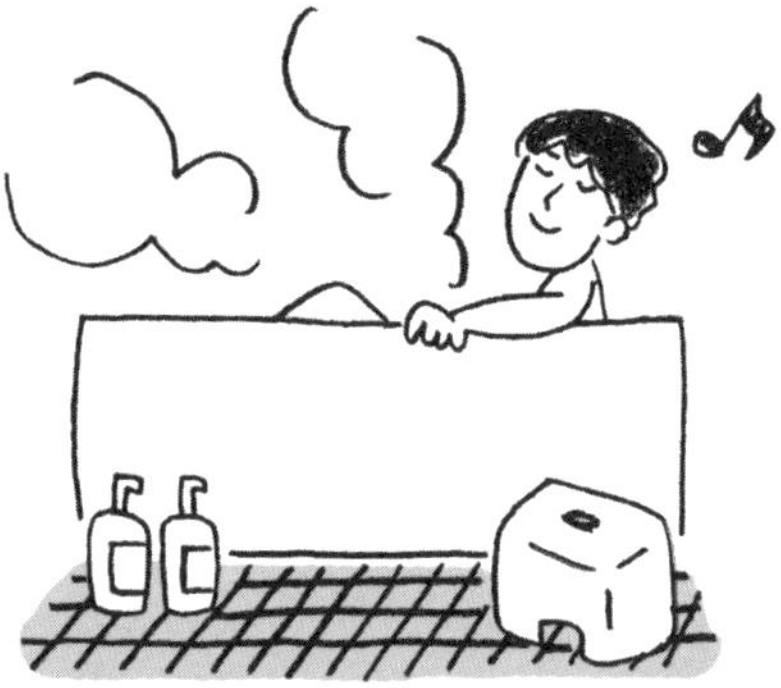

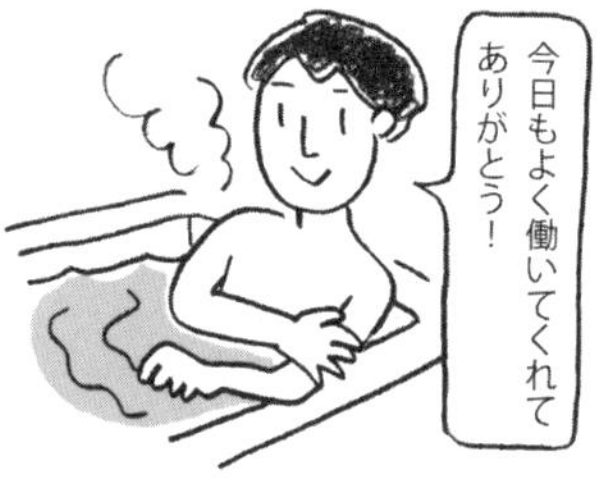
今日もよく働いてくれて
ありがとう！

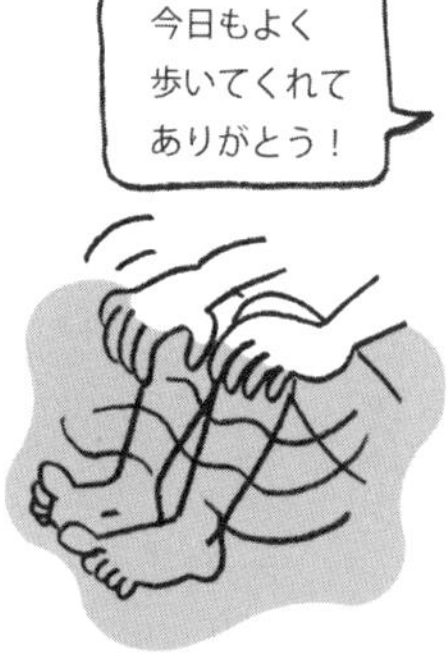
今日もよく
歩いてくれて
ありがとう！

③　入浴後、なるべく早く、皮膚の保湿のためのスキンケアをする（男女関係なく、入浴後皮膚が乾燥すると、湿疹や乾燥性の皮膚掻痒症が発症することがある）。

毎晩、就寝1時間前に実施していただくことが、よい睡眠につながっていくので効果的です。

その日の緊張や疲労を、その日のうちに解消することで、翌日に疲れを残さず、健康を維持していく強い味方となります。

Column

「セルフケアタッチ入浴法」の様々な効果

「セルフケアタッチ入浴法」は、テレワーク症候群に対して有効な方法の一つです。
それ以外に、いくつかの利点があります。

❶自分の手で筋肉・皮膚に触ることで、異常を早期に発見できる。
❷女性は、乳房の自己触診も実施し、乳がんの早期発見できる。
❸腹部に触れることで、腹部のマッサージになり、便秘を改善することができる。

第6章

1分でできる「思考解放術」

長年苦しめてきた「思考の癖」を変換する

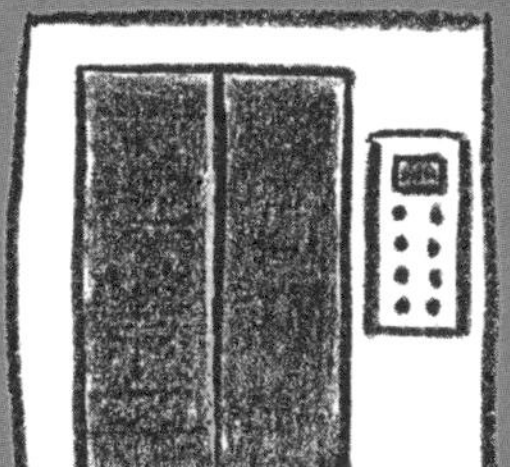

長年の「思考の癖」が、あなたを苦しめている!

私たちの心と身体は、とても深く関連しています。

私たちは、かなり多忙な日常生活を送る中では、心と身体について考える暇さえなく、時間を過ごしてしまいます。

また、私たちの生活は、便利になってきているので、自分の体のこと自体意識しなくなってきました。

特に、この変化の激しい社会情勢においては、かつて経験したことのないストレスに見舞われる毎日で、目の前のことを日々こなしていくのが精一杯になっているのではないでしょうか。

気がつくと「不安や心配」ばかり考えていませんか?

無意識に不安や心配を抱えていると、自分でも気づかないうちにそれがストレスの原因となり、感情のバランスが乱れ、病気になる要因ともなります。

ご自身の心と身体の状態に気づいて、バランスの乱れを本来の状態に戻すことが、病気を防ぐことにもつながります。

そこで、不安・心配が治まらない人にお勧めするセルフケアは、「思考解放術」です。

この章までに、テレワーク症候群に対処していくためのセルフケアとして、「イメージ呼吸法」「笑いの体操」「意識チェンジ法」「セルフケアタッチ入浴法」と4つの方法をお伝えしてきました。

テレワーク症候群へのセルフケアのポイントは、「自律神経」に対するアプローチです。

そして、5つ目の思考解放術では、個人の習慣になっている「思考の癖に対する意識と無意識へのアプローチ」となります。

個人が持つこの思考の癖は、じつは私たちの健康に大きく影響してくるのです。

ストレスと言っても、そのストレスを個人がどのように捉えているかによって、脳の働きは違ってきます。

たとえば、ストレスを大きな脅威と捉えるのか、それとも成長のバネとして捉えるのかで、感情や行動、そして身体への影響に大きな違いが生じてくるのです。

このようにストレスに対する捉え方も含め、それまでのその人が生きてきた経験や環境や状況、また生きていくうえで、様々な人からの影響を受けて脳にインプットされ、潜在意識にプログラミングされると、その人の「思考の癖」として表出されるのです。

その思考の癖は、思考の習慣化であり、自分でも気づかないうちに固定観念や想念、信念を形成していきます。


私たちが抱く不安や心配は、自分の身を守るうえで元々備わっているものであり、自分の身を危険から回避する準備としてなくてはならないものですが、そのレベルが人によってかなり異なります。

先ほどの、寝ても覚めても、気がつくと不安や心配ばかり考えている人は、不安や心配事に焦点が当たり、他が見えない状況となりバランスが大きく崩れています。

自分で自分を不安や心配の思考でがんじがらめに縛りつけているため、どんどん苦しくなります。

早くその縛りをほどき、少しでも緩めることで、苦しさは軽減し、身体への影響も軽減されるのです。

そこで、お勧めするのが思考解放術です。

心が休まらない「ネガティブループ」を断ち切る

不安や心配はネガティブな思考ですが、私たちが安全に安心して暮らすためには大切な思考でもあります。

もう少し詳しく述べると、不安や心配は、太古の昔から人間に備わった、命の危険から身を守るための「セキュリティシステム」だと思ってください。

命を守るためのセキュリティシステムは、太古の昔は常に獣が襲ってくるかも知れないので、必要なシステムでした。

もしこのセキュリティシステムが停止した、うまく作動しないと、自分の命を落とすほどの身を危険にさらすことになります。

しかし現代は、獣が襲ってくる心配もないのに、そのセキュリティシステムだけが引き継がれています。

不安や心配の思考は、なくすことではなくて、あるべきネガティブ思考なのですが、その危険を知らせるセキュリティシステムが、「今、危険ではないのに危険であると察知し、誤作動を起し、警報を鳴らした場合」はどうなるでしょうか。

それまで安全な状態の中での活動はいったん停止し、「安全かどうか、問題がないかどうかを確かめ、安全である、問題はない、と判断されるまで活動は停止」を強いられます。

私たちの心は休まらないですね。

私たちの身体はどうでしょうか？

脳からの指令で、危険信号が発せられた場合、身を守るためのストレスホルモンを出し、心拍を速め、危険に備える状態を作ります。

その状態が一時的でなく、「何度も繰り返される状況（ネガティブループ）」になると、それはキラーストレスとなり、重大な病気（心筋梗塞や脳梗塞など）を引き起こしてしまうのです。

この「ネガティブループ」を断ち切らないといけないのです。

不安や心配は誰でも持つ思考ですが、そのレベルが人によって違うことはお話ししました。

では、自分で自分をがんじがらめに縛りつけてしまっている思考とは、どのような人が、どのように縛りつけているでしょうか？

じつは、不安や心配は、「今、ここ」での思考ではありません。

過去の経験や体験したこと（過去への志向）から、未来に起こるかもしれないという、未来に心が行っている状態なのです。

「今、ここ」では、何も起こっていないのです。

心理学者のフリッツ・パールス博士は、「この世界は、すべて（その人がどう）受け取り方の世界」と言って、ゲシュタルト療法として「物事の全体像」を捉えていこうとする考え方を提唱しました。

不安や心配ばかりしている人は、不安や心配に焦点が当たっている（フォーカシング、または焦点づけ）のです。

また、不安や心配だけではなく、自分のダメな部分だけに焦点づけている。他人や自分の過去などに対しても「欠けているところに焦点が当たってしまう」という見方をしてしまうのです。

このような見方をしていることに気づかないでいることが、「ネガティブループ」を生み、それを継続していくこととなります。

そのネガティブループを断ち切るのが、自分の思考の癖に「気づき」、「許可」し、自分に「前向き質問」をし、「行動」することです。

マイナス記憶をプラスに上書きすれば、前向き思考に変わる

私たちの命を司っている脳の働きについては、科学的に解明が進んできていますが、まだまだ未解明な部分も多くあるのが現状です。

その1つに「意識」があります。

心理学者のカール・グスタフ・ユング博士は、深層心理学において、「人間の心の働きは、顕在意識と潜在意識、さらに潜在意識の中に自己的無意識と集合的無意識がある。この潜在意識は大きな割合を占める」としています。

私たちの脳をコンピュータとして捉えたとき、脳のデータベースにマイナス記憶としてインプットされているのは、幼少時期（潜在意識と顕在意識が分かれてなかった時期）に親や親戚、先生、近所のおばさんなど、他者から言われたことであったり、テレビやインターネット、読んだ本からであったりします。

いつの間にかインプットされたマイナス記憶は、潜在意識に入り、プログラミングされ、ネガティブな思考の癖として表出され、その後も継続することになります。

その思考の癖とは、思考の習慣化であり、自分でも気づかないうちに固定観念や想念、信念を形成していきます。


潜在意識にインプットされたマイナス記憶を、プラス記憶に上書きするだけで、思考を変更することができるのです。

とても簡単にできます。

ただ、潜在意識にインプットされた記憶なので、上書きをするにしても、顕在意識で意識をして、何度も繰り返しインプットすることが必要です。

意識をしないでも上書きされた思考が表出されたら、それは潜在意識に上書きされた結果としてわかります。


そこで、意識をして繰り返していくときに大事なことがあります。

それは、「上書きをするとき、心と身体が緊張している状態では、上書きを拒んでしまう」からです。

しっかりと心身共にリラックスしている状態を作ることが重要です。

そのうえで、自分の思考が、不安や心配に焦点づけになっていた、一方的に決めつけていた、完璧主義になっていた、などの癖に気づきます。

この「気づき」があることがとても重要で、80％は思考が解放されます。

その後の上書きは、すぐにできるようになります。

自分の思考の癖に気づくことができたら、そのまま放置せず、ぜひノートに書いておきましょう。

「1分間思考解放術」の方法

長年苦しめてきた「思考の癖」を、1分で変換していく方法を説明しましょう。

【実施する状況】

テレワーク中に、自分の「思考の癖」でネガティブな思考が出てきたなと気づいたとき、いつでも実施する。

【手順】

① 自分の「思考の癖」として、ネガティブ思考となっていることを自覚します。

② その場で目を閉じて、次のようにイメージします。

自分は高層ビルの1階のフロアーにいます。この1階のフロアーは、自分の目の前のことしか見えない場所です。

③ 今、自分の目の前には、エレベーターが、降りてきたところです。

④ さあ、エレベーターに乗りましょう。今この1階のフロアーから即座に縦移動するのです。

⑤ 目の前にある、瞬時に移動できるエレベーターに乗り込み、最上階の行き先ボタンを押しました。

⑥ すると、そのエレベーターは、高層階の最上階に瞬時に到着しました。

1分間思考解放術

自分を縛りつけていた思考の癖を知り、解放していくことで、自由な思考回路ができ上る

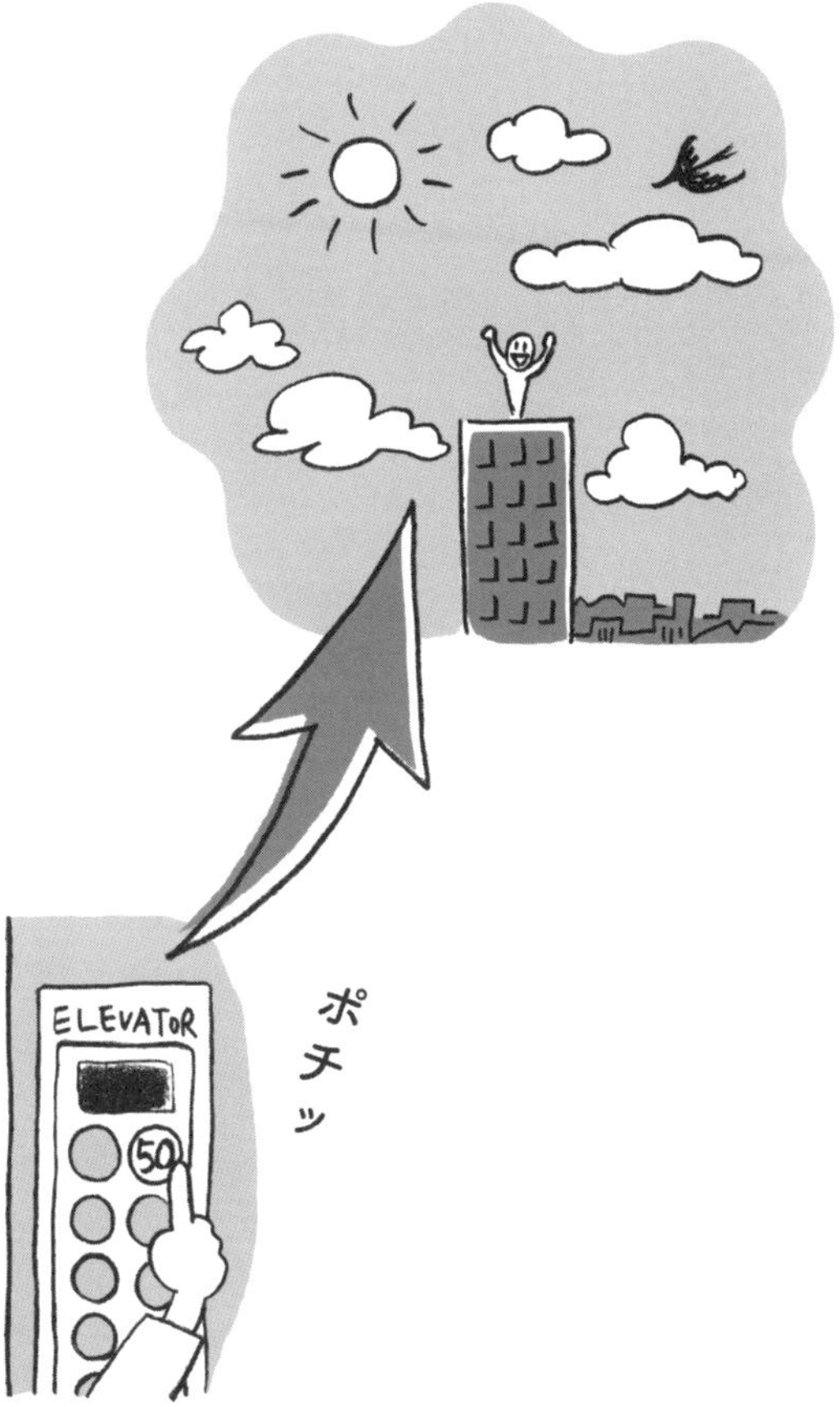

⑦最上階は、東京スカイツリーのように、360度の視界が開けています。あなたは、もう1階のネガティブな思考だけの世界にはいません。どんな視点でも見ることができる世界になったのです。この最上階に、あなたは元々いたことを思い出します。

あなたは、もともと、柔軟な思考のできる最上階の住人だったのです。

ですが、エレベーターを使えば、いつでも1階に降りていくことができるため、「思考の癖」のネガティブ思考の世界にも容易に降りていくことができるので、気をつけましょう。

◎思考解放術の「5ステップ」

次に、時間があれば、思考解放術の「5ステップ」もお試しください。

〔事前準備〕

ステップ1〈ゆるむ〉

思考解放術を実施するときは、事前準備として、「心身共にゆるんでいる」ことが必要です。

思考解放するためには、まず心身共にリラックスしている状態でいることが大切です。

たとえば、「イメージ呼吸法」や「笑いの体操」の後や、特に「セルフケアタッチ入浴法」を実施した後が、心身共にリラックスした状態です。

〔手順〕

ステップ2〈気づく〉

① 事前準備をして、準備をする前と後では、緊張していた心と身体両方が、「緊張がなくなった」「ゆるんだ」ということに意識を向けます。その状態の感覚を「知覚」します。

② テレワーク中に頭の中に浮かんできた、または感じた「不安・心配などのネガティブなこと」を「　」にして書き留めます。

例：「○○のことがうまくいかなかったらどうしよう」

ステップ3〈許可する〉

③ 次に、書き留めた「　」の外に続けて、〈私は〉〈と思い込んでいる〉、または〈今は、そう思っている〉と書き足します。

例：私は、「○○のことがうまくいかなかったらどうしよう」と思い込んでいる。

④ 次に、②③を許可する言葉に変換します。

例：私は、「○○のことがうまくいかなかったらどうしよう」と思い込んでいる。

↓私は、「○○のことがうまくいかなかったらどうしよう」と思い込んでいる私を認めます。

ステップ4〈前向き質問〉

⑤ 最後に、行動するための自分への前向き質問をします。

例：「○○のことがうまくいく理由があるとすると、どんなことだろう？」

ステップ5〈行動する〉

⑥　前向き質問で、具体的な方法がわかれば、次は実際に行動に移していきます。

①～⑤の順序で思考を解放し、書き留めるだけです。

⑤　で実行できれば、すでに思考は解放され、行動へと変化していきます。

1分で変換できる「思考解放術」も日々使いながら、思考を解放していくことで、早く行動化がはかれれば、状況は変化します。

ご自身を縛りつけていた思考の癖は、意識して毎日思考解放術に取り組んでいくことで、どんどん思考が解放されていくことでしょう。

Column

「思考解放術」の様々な効果

思考解放術で、自分の思考の癖、その癖が知らないうちに自分自身を縛りつけていたことに気づくことができると、色々な場面においても活用することができます。

❶思考解放の5ステップを使って、新しい商品開発や新企画のためのアイデアを出す。
❷諦めていた事や閉塞感を抱いていることに対しての入り口を見つけることができる。
❸多角的視点を持って、柔軟な思考に切り替わる。

第7章

ウィズコロナ時代に、前向きに生きるための生活の知恵

まずは、「生活リズム」を整えることが大事

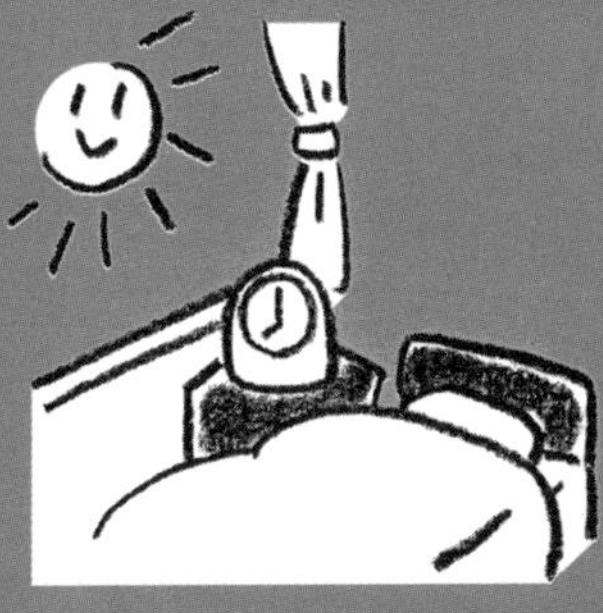

「情報」に振り回されないための3つの工夫

●1日の中で情報収集の「時間」を決める

あなたは、1日の生活のなかで、テレワークをはじめ、パソコンや電子機器と向き合っているのは何時間ぐらいですか?

1日24時間のなかで、勤務時間の8時間としたら、3分の1は電子機器に向き合っていることでしょう。

多くの人は、仕事以外でも、寝ている時間以外、スマートフォンやタブレット、テレビ、ラジオといった何らか情報発信している機器にさらされています。

つまり、意識している、意識していないに関わらず、いつでも情報が飛び込んできます。

もちろん、仕事で必要な情報を意図的に集めることもあると思いますが、その場合でも、現代のネット社会は、豊富な情報が簡単に入ってきます。

それも文字情報だけでなく、ＹｏｕＴｕｂｅなどの動画も飛び込んできます。

そこで気をつけないといけないことは、**「知らない間にネガティブな情報にばかり気が行く」**ことです。

前章でもお話ししましたが、私たちの脳は、自分の身を守るという本能的に備わっているシステムがあります。

ネガティブな情報にアクセスしやすいのはそのためです。

情報は目に見えないだけに、意識していないと、休憩時間や余暇時間ができたらスマホでネットニュースを見ている、他者が動画配信している映像を閲覧している、そんな習慣になっていませんか？

一人で暮らしている人はもちろんですが、家族で暮らしている人も、お子様も、ご両親もそれぞれが自分のスマホを見ている、一緒に夕食を食べているときでさえ、テレビからはニュースが流れ、食卓には料理の他に各自のスマホが置かれている光景ではありませんか？

ぜひ、ご自分のまわりを見回してみてください。

片時もスマホを手放すことがない生活になっていないでしょうか？

スマホは、今やネットで外とつながるツールですから、鳴ると、すぐにスマホを開いていませんか？


人との関係づくりが、出かけて行ってリアルに対面したり、会社の中で容易にできる状況ではなくなりました。

コミュニケーションの手段が大きく変わり、画面やメール、チャット、ライン、ＡＩの発達で、海外のどの国の人とでもつながれる時代になりました。

自分が欲しい情報も、キーワードを入れるだけで簡単に多くの情報が得られます。

図書館に行って、一つひとつ文献を調べる時間や手間も必要ではなくなりました。

便利になったことゆえの弊害も出てきています。

自分でも気がつかないうちに、情報の渦の中に陥ってしまいます。

そうなると情報の渦の中でぐるぐると回り、情報に振り回されるという結果になります。

情報に振り回されないようにするためには、今のままではなく、意識的な工夫が必要です。

1つは、意識的に1日の中で、情報収集の時間を決めることが大切です。

前日にスケジュールを決めておくといいでしょう。

予想外の予定が入ったとしても、時間を決めてあることで、だらだらと情報収集することがなくなり、知らない間に情報に振り回されるということがなくなります。

●たくさんの情報を集め鵜呑みにするのではなく、情報を見極める「視点」を持つ

意識的に1日の中で、情報収集の時間を決めたら、次のステップは、その情報の集め方です。

現代は、情報の嵐です。

たくさんの情報がありすぎて、何を信用すればいいのか、何を基準に情報を見れば

いいのか迷ってしまい、結局、情報の選択ができず、前に進むことができなくなってしまいます。

だからこそ、情報選択の知識や技を持っておく必要があります。

自分とって必要な情報の種類にもよるかも知れませんが、一例として、厚生労働省の「統合医療に係る情報発信等推進事業」から発信されている〈情報を見極めるための十ヵ条〉は、役に立つ1つの技になります。

①「その根拠は？」と訪ねる、②情報の偏りをチェック、③数字のトリックに注意、④出来事の「分母」を探してみる、⑤いくつかの原因を考える、⑥因果関係を見定める、⑦比較されていることを確かめる、⑧ネット情報の「うのみ」だけはやめる、⑨情報の出所を確認する、⑩物事の両面を見比べる。

この、〈情報を見極めるための十ヵ条〉の中で、情報の偏りのチェックがあります。

私たちは、専門的な分野の専門家でない限り、その分野の本当の真実を見つけることは難しいかも知れませんが、少なくとも「真実を歪ませる情報の偏り」があることをしっかり念頭に置いておくことはできます。

そうすれば、ネット検索で得られた情報をそのままうのみにしてしまうことは、いったん避けることができます。

特に健康に関連する情報は、今までも多くの問題が発生しています。

死亡事件になったことも多くあります。

命に関わることであったとしても、私たちは、自分がその情報を疑いもせずうのみにしてしまい、信じて取り入れてしまう危うさと絶えず同居しています。

目に見えない情報だからこそ、自分自身の資源や価値観をしっかりふまえて、情報を見極める視点を持つことがとても重要になります。

そのうえで、次の意思決定や行動の段階へと進むことができるでしょう。

●スマホやパソコン、テレビなど「一切見ない時間」を作る
――デジタルデトックス

テレワークは、自宅でできる仕事として、新しい働き方として推奨されてきました。

今後もテレワークがなくなることはないでしょう。

新しい働き方に限らず、物事をどのように捉えるかによっては、よい面ばかりが見

えることもあるし、悪い面ばかりが見えることもあります。

しかし、一方だけということはなく、必ず両面があることは周知の事実だと思います。


職場に通勤する方法は、環境が変わることで、仕事のオン・オフが明確になります。

しかし、テレワークにおいては、自宅が職場になっているため、1日8時間の仕事をしていても、自宅での個人の時間との切り離しがかなり難しくなります。

そのため、長時間のパソコンやデジタル機器の側に身を置くことになり、眼精疲労や、長時間座位による腰痛や肩こり、不眠など、電子機器の影響を長く受けることになるのです。


前章でも述べているように、脳への刺激が常に入っている状態で、ひいてはストレスに絶えず攻撃され続け、身体は悲鳴を上げているのに、対処しないままとなると、強制停止がかかり、生命の危機まで及びます。

まずはご自身で、デジタル機器に接している時間を割出してみることで、その時間に驚くかも知れません。

長時間、デジタル機器に接していたことに気づいたならば、次に、適切に対処する段階へと進まない限り、危険な状況になる可能性が潜んでいるのです。

デジタル機器に接している「時間の短縮化」へと進みましょう。

1日24時間の中、デジタル機器に接している時間をなくすことができる時間、たとえば、「昼食時間はデジタル機器は見ない」などの取り決めを自分でしていきます。

または、こまめに身体を動かし、トータルでデジタル機器に接触している時間が短縮したなどの結果を生めば次に進めます。

時間の短縮化では、日を単位に、デジタル機器から離れることを実行していきます。

1週間の中で、お休みの日の半日は、家族でパソコンやスマホを見ない、または、外に出かけた日は、出かけた先ではスマホを見ないなど、家族でルールを決めるといいでしょう。

一人暮らしの方は、ぜひ森林浴や近くの公園、河川などにでかけ、デジタル機器は家に置いておく、または、電源はオフにしておくなど、意識的にデジタルデトックスをすることが、心身の休養になります。

「孤独」に陥らない人間関係を構築する

私たちは、テレワークでは一人で作業していますが、だからといって、そこで孤独に陥ることはないでしょう。

しかし、テレワークを長年実施している人と、最近テレワークになった人、または、出社は1ヶ月に1回で、ほぼテレワークをしている人や、1週間に3日だけテレワークで、他の日は出社する人など、テレワークといっても会社によって就業の違いはあると思います。

また、ご家族がいつもいる自宅でのテレワークか、一人暮らしで誰にも影響を受けないテレワークかの環境の違いもあります。

しかし、私たちは、新型コロナ感染症の渦中になってから、他者との関係性は、確実に希薄になりました。

パソコンやデジタル機器と向き合った仕事は、会社にいても同じですが、会社では、常に同僚や上司、部下が近くにいることで、相談や雑談が気軽に行えます。

しかし、テレワークでは、とても難しい部分です。

自宅でのテレワークという働き方において、その環境は次第に整えられてはきましたが、「対面でのコミュニケーションが困難」という課題は、継続していくことでしょう。

もちろん、仕事の内容によっては、どちらがいいとは言えませんが、少なくとも、テレワークでの仕事になって日が浅い人は、色々な相談が気軽にできないことは、とてもストレスとなります。

相談する相手の状況が見えないことや、新人さんなどは特に会社での人間関係が十分にできていないために、誰に相談してよいのか迷ったり、こんなことで相談してもよいものかと思い悩むこともあり、余計に不安になり、孤独に陥りがちです。

孤独を感じることは、ごく自然なことですが、その状況が常に、または突然にとてつもない孤独感に襲われると、心と身体に大きなストレスがかかります。

孤独感は、その人が抱く感覚なので、他者にはなかなか見えづらく、また本人も自分の心の内を打ち明けにくく、伝えづらく、本人の心の中に抱えたままストレスがますます増していき、心身に影響が出てくることになります。

他者からも見えない心の中なので、まずは、自分が感じてる孤独感に対して、認めてあげてください。

たとえば、「あなたは、今とても孤独を感じているのね」と自分に向かって言うだけで、心が少し落ち着いてきます。

そして、自分から、家族や友人に電話やメールをしましょう。

孤独に感じたときこそ、他者と対話することが重要です。

「日頃から、他者を大切にすることが、人間関係の構築の土台」となります。

たくさんの友人を持つことではなく、たった一人の友人であっても、自分の悩みや話を真剣に聞いてくれる友人を持ちましょう。

毎日の「生活リズム」を整えることから始めよう

私たちの生活は、毎日同じことの繰り返しのように感じている方が大半かもしれません。

しかし、私たちは、毎日、目に見えることも見えないことも含めて、さまざまな刺激や影響を受けています。

それによって、毎日の「生活リズム」は、ちょっとしたことでも乱れてしまいます。

たとえば、仕事が忙しくて昼食を食べる時間がなかったとか、夕食の時間が遅い時間になってしまいがちとか、運動の習慣がない、眠りが浅く夜中に何度も起きてしまう、などは生活リズムが乱れていくことになります。

ご自身の1日の生活リズムをまず振り返り、乱れがないかどうかをチェックすることは大切です。

生活リズムの乱れは、じつは、「生体リズム」の乱れが先にあって起こってきます。

生体リズムは、「体内時計」とも呼ばれ、自律神経やホルモンに影響を与え、身体の調整をはかってくれています。

特に「睡眠」「食事」「運動」は、生体リズムの調整に重要な役割を持っています。

テレワークという働き方になったことで、職場に行く時間は必要なくなり、自宅にいることで、太陽の「光」を浴びることなく仕事に取りかかり、夜遅くまで仕事をするということを繰り返すと、睡眠のリズム障害を起し、生活習慣病も引き起こすとも言われています。

私たちは、子どもの頃から言われていた、毎日、規則正しい生活を送ることこそ、健康で生活していく重要な鍵となるものです。

生活リズムが乱れたら、「睡眠」「食事」「運動」で調整し、体内リズムを取り戻していくことが、元気で健康的な生活を送ることができ、テレワーク症候群を減少させると言えるのです。

不安気分からの脱出は、「楽しいことを計画する」こと

テレワーク症候群に対処していくには、まずは「毎日の生活リズムを整える」ことが重要です。

そして次に、「不安気分からの解放」をはかります。

第6章でも、お伝えしたように、私たちの思考は、絶えずネガティブな思考に行きがちです。

ですから、私たちを縛っている、私たちを不自由にしている不安な気分から脱出するためには、「楽しいことを計画する」ことです。

私たちの脳は、自動思考をしますが、意識をすれば、イメージでいくらでも自由に発想し、自由に好きな世界に行ったり、作ったりすることができます。

その創造性は、無限であり、脳は活性化します。

たとえば、「梅干し」をイメージしてみましょう。

すぐに梅干しを食べ、酸っぱい感覚が表れ、唾液が出てくる人は、イメージだけで梅干しを実際に食べた状態となることができたのです。

しかし、生まれて今まで、一度も「梅干し」を食べたことがない人は、梅干しの味もその感覚もわからないのでイメージできないのです。


それと同じことが、「楽しいことを計画する」になります。

不安気分でいるときは、ネガティブな思考やイメージを抱いているときで、今までの経験でこれから先に起こる未来の不安をイメージしている状況です。

反対に、楽しかった過去の体験や経験があると、未来の楽しいことは容易にイメージできます。

未来にやりたい「楽しいことを計画」することで、脳は、もうその楽しいことを実際にしているのと同じ状態になるために、「心はワクワクで満たされる」ことになります。

この、脳の習性を利用しない手はありません。

子どもの頃、遠足の前の夜は、遠足が楽しみで、ワクワクして寝られなかったことはありませんか？

私たちは、今の社会の現状を考えると、今はとてもできないと判断してしまいます。

今、実際にはできないかもしれませんが、「楽しいことの計画」はいつでもできるので、こんな簡単なことでいいの？　と思った方はぜひやってみてください。

それはとても楽しい企画であればあるほど、あなたはイメージがどんどん膨らみ、楽しくて仕方なくなります。

その状態になれば、あなたはもう不安気分からの脱出に成功しているのです。

家族や友人が「テレワーク症候群かも？」と思ったら

これまでは、あなたのテレワーク症候群への対処を述べてきました。

しかし、もしあなたの家族や友人がテレワーク症候群かもと思ったとき、あなたがやってほしいこと、避けてほしいことがあります。

あなたが、家族や友人のことを気にかけているからこそ、気づくこと（サイン）があります。

もし、家族や友人が「以前に比べて元気がない、表情が暗い」「頭が痛い、身体がだるいなどの不調の訴えが多い」「仕事、家事などその人の役割をするのに時間がかかっている、やたらミスや失敗が多い」「他者との会話が減って、外にあまり出なくなった」「飲酒や喫煙の量や回数が増えた」などに気づいたら、あなたは、**家族や友人に声をかけてほしいのです。**

たとえば、「何か困ったことはある？」、または「少しお話ししない？」などがいいでしょう。

ただ、あなたが、声をかけ、話を聞くとき、**「避けてほしいこと」**があります。

●安易に励まさない

私たちには、家族や友人が悩んでいたり、ストレスを抱えていたら、なんとかして助けてあげたいという気持ちが働きます。

でも、悩んでいる家族や友人に「元気出しなさい」「誰でもそうだよ」といったような安易な励ましは、逆効果になることがあります。

悩んでいる家族や友人は、安易な励ましを聞いたら、「私のことはわかってもらえない」と、かえって心を閉ざしてしまうことにもなります。

●「大丈夫?」は言ってはいけない

あなたが、家族や友人のサインに気づいたとき、心配のあまり、「大丈夫?」と言ってしまうことはないでしょうか?

この「大丈夫?」の問いかけは、相手に「大丈夫」と言わせてしまう可能性があります。

家族の場合は、自分は家族に心配かけたくないという思いも働くため、「大丈夫?」と問いかけられたら、大丈夫じゃなくても「大丈夫」と返答してしまうかもしれません。

つまり、相手の「本当の気持ち」を聞くことができないかもしれないのです。

●「YOUメッセージ」はネガティブワード

あなたは、声をかけた後、家族や友人の話を聞いていく中で、「何か言ってやらないといけない」という思いは、かえって相手の気持ちを無視した対応となって、相手に「相談してもわかってもらえない」「無駄だった」という思いにさせてしまいます。

この「YOUメッセージ」は、あなた（YOU）が主語になって発せられるメッセージです。

このメッセージは、発信する側の主観で伝えられるので、意図が十分に伝わりません。たとえば、「それはあなたの考えすぎだ」「誰だってそんなことはある」「それはたいしたことではないし、普通じゃないかな」などの対応です。

家族や友人が、「自分の気持ちをわかってくれる人がいる」「話を聞いてもらうだけで安心した」といった気持ちになってもらうことがまず大事で、こうした対応が、本人が解決に向けての行動を起すことができるようになるのです。

定期的な「健康診断」を欠かさない

本書では、1分でできるセルフケアについてお話ししてきました。

あなたが今、テレワーク症候群の初期に現われやすい症状である肩こりや腰が重いなどの何らかの自覚症状がある場合は、絶対にそのままにしないでほしいのです。

症状は、身体からのサインであり、メッセージなのです。

身体からのメッセージは「このまま同じことを繰り返してはいけない！」だったり、「今の生活パターンは身体に負担がかかっているから、変えてほしい」といったメッセージかも知れません。

身体からのサインをちゃんと受け取って、症状を軽減するために、たとえばストレッチを実施したり、整体に行って身体をほぐしてもらうのも、身体にとって喜ぶ対応だと思います。

ただ、一時的に症状が軽快したとしても、生活も変わらず、何も変更しないまま、同じ行動を繰り返していれば、症状はまた出現するというサインを身体は送ることでしょう。

また、症状が軽快せず、悪化してくるようであれば、自己対応だけでなく、専門医にきちんと診てもらうことも重要です。

私たちは、現代のように生活が便利になり、パソコンで何でも調べられる時代になりましたが、自分の身体の感覚は、どんどん鈍くなっています。

そのため、身体からのサインに気づかずにそのままだったり、症状があってもいつものことだと放置して、変わらない生活パターンを送っていたら、知らない間に刻々と身体の状況は悪化し、あるとき強制停止がかかるという可能性があります。

私たちが、身体の不調を感じたとき、身体からのサインだと気づき、注意深く身体の声に耳を傾け、生活を変えたり、身体を調えることによって、症状は早く軽快し、元気に過ごせるのです。

そして、定期的な健康診断やがん検診を欠かさないで受けてほしいと思います。

自分の身体を大切にしていくことは、自分を守ることにもつながります。

自分の身体は自分で守り、セルフケアをしていくことで、より元気に働くことができるでしょう。

あとがき

最後までお読みいただき、本当にありがとうございました。

ここで、実際のエピソードをご紹介したいと思います。

由美さん（仮名）は、令和2年の新型コロナ感染症が全国に拡大し、日本で初めて全国に緊急事態宣言が出されたとき、新しい職場に異動したばかりでした。

由美さんは、職場の環境にも慣れず、わからないことも多い中、突然テレワークとなり、不安も大きくかなり動揺しました。

それでも、必死に、何とかオンラインの方法や、パソコンでの作業の方法を覚え、遅くまで作業をする毎日でした。睡眠時間も削り、パソコンに集中して、飲食を忘れることも度々あったようです。


ようやくテレワークに慣れてきた頃、なんとなく気分がすぐれない毎日で、朝の目覚めは悪く、肩こりがあるのは通常で、目が疲れやすくなって視力が落ちていることにも気づいていましたが、そのまま仕事を継続していたのです。

一人暮らしの由美さんは、そんな状態が半年ほど続いた頃、ある朝、突然ベッドから起き上がると強いめまいと吐き気に襲われ、ベッドに倒れ込んでしまいました。横になっても目が回り、まるで洗濯機の中に放り込まれたかのように感じたそうです。

それでも、目を閉じて安静にしていたら、起き上がることができたので、そのまま仕事を続けたそうです。

その後も、同様なことがありましたが、仕事を休むことができずにいました。その頃から、仕事に集中できず、仕事のミスが重なり、夜眠れなくなり、どんどん元気がなくなっていきました。

家族から受診を勧められ、仕事はしばらく休職し、静養することになりました。由美さんは、今は仕事に復帰しています。

ご自分のこれまでの生活を改め、規則正しい生活の中に「イメージ呼吸法」や「セルフケアタッチ入浴法」を取り入れ、仕事で行き詰ったときは「意識チェンジ法」を実施することで切り替えが簡単にできるようになり、「体調がすぐれないときは、早めにセルフケアすることがとても大事なことだと気づいた」と教えてくださいました。

この1分でできる「5つのセルフケア」の方法は、すべてやらなくても、どれか一つだけでも「やってみよう」と思うことを実践するだけで、心身によい影響があることでしょう。

皆さまが、ご自身の体と心をセルフケアしていくことで、前向きに歩き出すきっかけとなれば幸いです。

そして、他のことにもどんどんチャレンジしていく力が湧き、命を輝かせる行動をしていかれることを心から祈念しています。

最後に、この本を書くにあたり、心強い後押しをしてくださった芝蘭友先生、企画から編集まで、一貫して暖かいご指導をくださいました遠藤励起先生、このような貴重な経験をさせていただき感謝申しあげます。

池田 由紀

◆著者略歴

池田 由紀（いけだ ゆき）

思考解放アドバイザー
三重県生まれ。大阪府立大学大学院看護学研究科博士課程修了。看護学博士。11年間看護師として延べ53,000人以上の患者と関わり、その後30年間看護教員として延べ10,000人以上の看護学生を指導。現在も大学で教鞭をとる。

平成23年、日本看護科学学会学術論文優秀賞を受賞。「日本笑い学会」の理事も務める。「笑いと健康」をテーマに22年間探究し、心と体の両面へのアプローチ法を身につける。講師として50講座以上を担当し、幅広い世代に向けて講演活動を実施。

高齢化率50%の超高齢化過疎地域である奈良県吉野町にて、介護予防活動に「笑いケア体操」を組み入れた取り組みは、「毎日笑えるようになった」と大好評。高齢者が楽しく継続する笑いのプログラム作りには定評がある。また、自律神経や睡眠にも影響を与える「入浴法」についても造詣が深く、講演依頼も多数ある。

現在は、大学で教鞭をとる傍ら、笑いと健康を科学する株式会社代表取締役も務め、思考解放の講座を開催し、「思考に制限をかけるな！」という理念のもと、ストレスを抱えて生きづらくなっている人たちに、自分の本質で生きられるように力を注いでいる。

「なんとなく気分がすぐれない」は、
１分で治る！

2021年11月24日　初版第１刷発行

著　者　池田 由紀
発行者　池田 雅行
発行所　株式会社 ごま書房新社
〒102-0072
東京都千代田区飯田橋3-4-6
新都心ビル4階
TEL 03-6910-0481（代）
FAX 03-6910-0482
企画・編集協力　遠藤 励起
本文イラスト　寺おか久美子.
カバーデザイン　（株）オセロ 大谷 治之
DTP　海谷 千加子
印刷・製本　精文堂印刷株式会社

ISBN978-4-341-08801-9 C0047